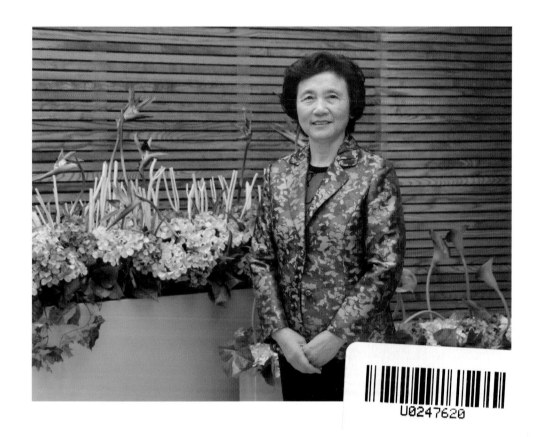

　　盛丽先　浙江中医药大学第一临床医学院教授，硕士生导师，主任中医师，浙江省名中医，第五批全国老中医药专家学术经验继承工作指导老师，盛丽先全国名老中医药专家传承工作室指导老师。

　　从事中医临床、教学、科研工作50多年，擅长治疗小儿呼吸、消化及泌尿系统疾病，尤其对小儿慢性咳嗽、哮喘及肾脏疾病的诊治具有丰富的临床经验。学术上重视顾护脾胃，斡旋中土以适应小儿脾常不足之特性；临床上善于运用和法治疗儿科病证，以适应小儿易寒易热、易虚易实之病理；处方用药轻灵活泼，以适应小儿脏气清灵、随拨随应之生理。

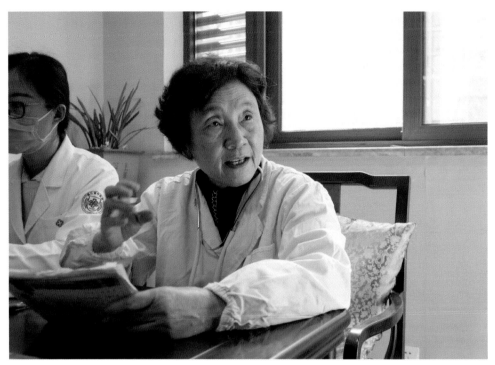

盛师细心为患者诊治

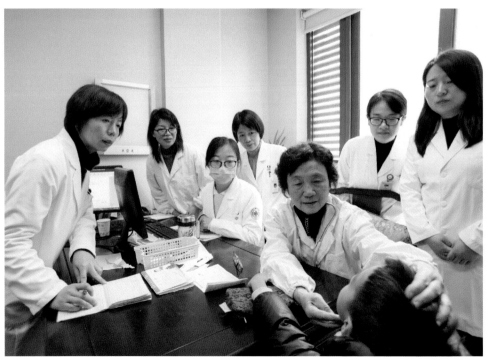

跟诊学习，盛师言传身教

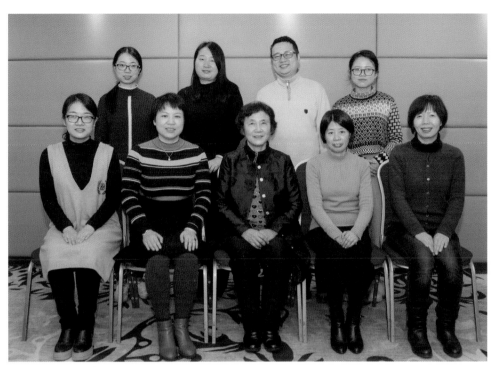

冬至时节，工作室共聚一堂

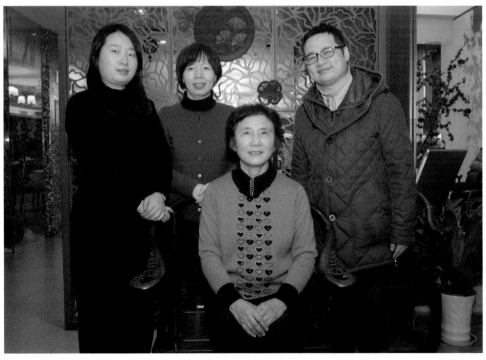

盛师与学术继承人连俊兰、王海云、傅大治（后排从左往右）合影

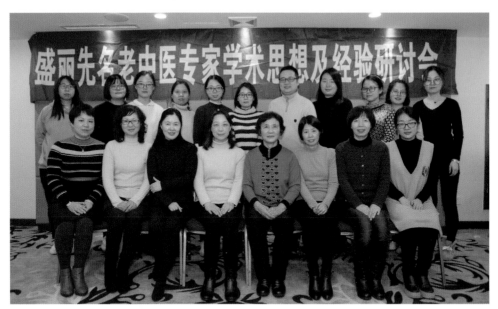

经验交流会，盛师亲授经方的应用

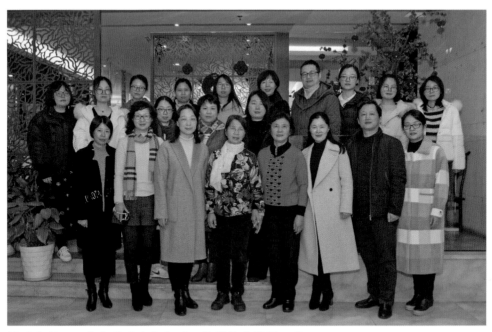

博采众长，工作室邀请省市名医、儿科前辈指导工作

盛丽先儿科临证医方集解

SHENGLIXIAN ERKE
LINZHENG YIFANG JIJIE

主　审　盛丽先

主　编　王海云

副主编　连俊兰　傅大治

ZHEJIANG UNIVERSITY PRESS
浙江大学出版社

图书在版编目（CIP）数据

盛丽先儿科临证医方集解 / 王海云主编. —杭州：
浙江大学出版社，2019.7(2019.10 重印)
ISBN 978-7-308-19184-5

Ⅰ.①盛… Ⅱ.①王… Ⅲ.①中医儿科学—验方—汇
编 Ⅳ.①R289.5

中国版本图书馆 CIP 数据核字(2019)第 101376 号

盛丽先儿科临证医方集解

王海云　主编

连俊兰　傅大治　副主编

责任编辑	冯其华(zupfqh@zju.edu.cn)
责任校对	沈国明
封面设计	项梦怡
出版发行	浙江大学出版社
	（杭州市天目山路 148 号　邮政编码 310007）
	（网址：http://www.zjupress.com）
排　　版	杭州中大图文设计有限公司
印　　刷	虎彩印艺股份有限公司
开　　本	710mm×1000mm　1/16
印　　张	15.5
彩　　插	2
字　　数	300 千
版 印 次	2019 年 7 月第 1 版　2019 年 10 月第 3 次印刷
书　　号	ISBN 978-7-308-19184-5
定　　价	68.00 元

《盛丽先儿科临证医方集解》
编委会

主　审　盛丽先

主　编　王海云

副主编　连俊兰　傅大治

编　委　（按姓氏音序排列）

陈丹飞（浙江中医药大学附属第一医院）

陈银银（浙江大学明州医院）

方　悦（杭州市红十字会医院）

傅大治（浙江大学医学院附属杭州市第一人民医院）

郭　燕（宁海县妇幼保健院）

郝永龙（山东中医药大学第二附属医院）

胡　芳（浙江中医药大学附属第一医院）

连俊兰（杭州市红十字会医院）

林　翔（宁波市妇女儿童医院）

王海云（浙江省立同德医院）

王其莉（浙江中医药大学附属第一医院）

王　庆（浙江中医药大学附属第二医院）

前　言

第五批全国老中医药专家学术经验继承工作指导老师盛丽先教授是我攻读硕士研究生时的导师。2002年我毕业后至浙江省立同德医院工作,工作中又时常得到盛丽先老师指点迷津,传授临床经验,受益匪浅。2012年,我有幸被选为第五批全国老中医药专家学术经验继承人,再次跟随盛老师侍诊抄方。在盛老师的指导下,我精读四大经典、儿科名著,总结读书的心得体会,又在临证中广泛收集病案并加以记录整理,总结疗效,对中医治疗儿科疾病又有了新的认识,诊治水平也得到了显著提高。

盛老师在诊治小儿慢性咳嗽、反复呼吸道感染、哮喘及肾脏疾病方面有着丰富的临床经验。她在学术上重视顾护脾胃、斡旋中土,以适应小儿脾常不足之特性;在临床上善于运用和法治疗儿科病证,以适应小儿易寒易热、易虚易实之病理;她处方用药轻灵活泼,以适应小儿脏气清灵、随拨随应之生理。盛老师临床选方以经方和历代名方为主,同时结合自己多年的临床经验,形成了部分自己的经验方。

2012年浙江省中医药管理局批准成立"盛丽先名老中医专家传承工作室",2014年国家中医药管理局批准成立"盛丽先全国名老中医药专家传承工作室"。工作室以"读书与临证、温故而知新、继承和发扬"为座右铭,开展经典学习、专题讲座、临证带教、医理切磋、病例剖析等一系列学术活动。为更好地总结盛老师的临床用药经验,我和工作室成员成立了编写委员会,通过系统梳理,将先期整理的老师选方用药经验总结形成了《盛丽先儿科临证医方集解》。本书集中体现了盛老师的治疗用药经验。同时,盛老师对本书内容进行了仔细审阅,多次修改。我和编委们也是三易其稿,反复修改,希望能更好、更真实地反映盛老师的临床经验,以期本书对同仁有所帮助和启迪。

在此衷心地感谢我的恩师盛丽先教授数十年来对我工作、学习和生活的帮助,感谢工作室成员的辛苦付出。

由于时间仓促和水平有限,本书难免有疏漏和不当之处,敬请各位同仁指正,以期再版时更正。

此书中《伤寒杂病论》统一参考明赵开美复刻宋本。

王海云

2018 年 11 月

目　录

三 拗 汤

【出　　典】

宋《太平惠民和剂局方》。

【经典组成】

甘草(不炙)　麻黄(不去根节)　杏仁(不去皮尖)　各等分

【经典用法】

上为粗末,每服五钱,水一盏半,姜五片,同煎至一盏,去滓,通口服。以衣被盖覆睡,取微汗为度。

【功　　用】

宣肺解表,止咳平喘。

【主　　治】

外感风寒,肺气不宣证。感冒风邪,鼻塞声重,语音不出,或伤风伤冷,头痛目眩,四肢拘急,咳嗽多痰,胸满气短,舌淡红,苔薄白,脉浮。

【解　　读】

三拗汤系由《伤寒论》麻黄汤去桂枝而成。方名"三拗"者,指所用三药皆违常法而用,麻黄不去根节,杏仁不去皮尖,甘草不炙而生用,均与古法相悖而行。较之辛温发汗之峻剂麻黄汤,本方去辛温之桂枝,故发汗力逊于麻黄汤,但长于开宣肺气、降逆平喘。方中麻黄对杏仁,宣散而降。麻黄味辛性温,长于升散;杏仁味苦性温,长于降气;麻黄以宣肺平喘为主,杏仁以降气止咳为要;两药互用,一宣一降,宣降合度,肺气通畅,平喘止咳效彰,故临床有"麻黄以杏仁为臂助"之说。

【方论精选】

清汪昂《医方集解》："麻黄留节,发中有收;杏仁留尖,取其发,连皮取其涩;甘草生用,补中有发也。"

冷方南《中医内科临床治疗学》："麻黄辛温,辛则入肺,温则散寒,质地体轻中空,轻轻上浮,发散风寒,宣肺平喘;杏仁苦温,专入肺经,助麻黄温散肺寒,下气定喘;甘草合麻黄,辛甘发散而解表,合杏仁,止嗽化痰而利肺。合有发散风寒、止嗽平喘的作用。"

【儿科应用】

三拗汤儿科常用剂量:生麻黄3～6g(或炙麻黄3～9g),杏仁3～9g,生甘草3～6g。发热甚用生麻黄,咳喘甚用炙麻黄。现代不用散剂,常规水煎,温服,每日2次。

盛老师临床常以三拗汤为基本方加减,用于治疗小儿上呼吸道感染、急性支气管炎、肺炎、支气管哮喘等疾病所致的咳喘,辨证属外感风寒者。宣畅肺气是小儿咳喘的基本治法,通过宣肺可以疏散外邪,消除病因,使肺主宣发肃降的功能恢复正常而喘咳自除。正如《幼幼集成·咳嗽证治》所说:"凡咳嗽初起,切不可误用寒凉及滋阴之药,闭其肺窍,为害不小。俱以辛散为先着。"临床以咳嗽声重、咽痒、鼻塞清涕、舌苔薄白为辨证要点。

如伴咽红、便干者,为内有热象,可加紫苏子、葶苈子、莱菔子、浙贝母等清热泻肺;如伴咳嗽痰多、咽不红、苔腻者,为内有痰湿,可合二陈汤加减;如伴咳痰清稀、便溏者,为痰饮内停,可合小青龙汤加减。

医案一 患儿,张某,男,3岁。2012年9月13日初诊。咳嗽4天,加剧半天。昼夜均咳,咳痰不爽,鼻塞流清涕,无发热,大便偏干,咽红,舌偏红,苔薄腻,脉浮滑。既往有喘息史。治拟疏宣清肃化痰。处方:炙麻黄5g,苦杏仁6g,生甘草6g,桔梗6g,浙贝母9g,白芷6g,炒紫苏子6g,炒葶苈子9g,炒莱菔子6g,大力子6g,蝉蜕3g,陈皮6g。5剂愈。

按语:患儿外感风寒,内有痰热,以三拗汤为基础方宣肺解表,加用紫苏子、葶苈子、莱菔子清肃化痰,各逞其长,合而为用。药服5剂,表解里清,喘嗽自平。

医案二 患儿,俞某,女,4岁。2012年9月27日初诊。咳嗽3天,加剧1天。以清晨为主,有痰,流清涕,不发热,胃纳欠振,大便调,咽不红,两肺呼吸音粗,舌淡红,苔薄腻,脉浮滑。既往有喘息史、过敏性鼻炎。治拟疏宣健脾化痰。处方:炙麻黄5g,苦杏仁6g,生甘草6g,桔梗6g,浙贝母9g,蝉蜕5g,姜半夏9g,陈皮6g,白茯苓9g,蜂房5g。药服5剂,诸症悉愈。

　　按语:患儿外感风寒,内有痰湿,治以三拗汤合二陈汤加减。三拗汤宣肺解表,二陈汤健脾化痰。药证相应,效如桴鼓。

（王海云）

三 拗 汤

三拗汤用麻杏草,麻黄留根甘草生,
杏仁也不去皮尖,宣肺平喘效不低。

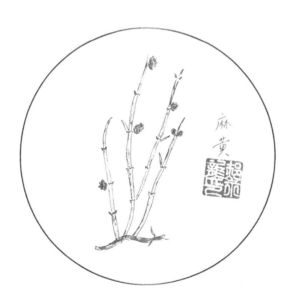

桂枝汤(阳旦汤)

【出　典】

汉张仲景《伤寒论》《金匮要略》。

《伤寒论》第 12 条:"太阳中风,阳浮而阴弱。阳浮者,热自发,阴弱者,汗自出。啬啬恶寒,淅淅恶风,翕翕发热,鼻鸣干呕者,桂枝汤主之。"

《伤寒论》第 13 条:"太阳病,头痛,发热,汗出,恶风,桂枝汤主之。"

《伤寒论》第 53 条:"病常自汗出者,此为荣气和,荣气和者,外不谐,以卫气不共荣气谐和故尔。以荣行脉中,卫行脉外,复发其汗,荣卫和则愈,宜桂枝汤。"

《伤寒论》第 95 条:"太阳病,发热汗出者,此为荣弱卫强,故使汗出。欲救邪风者,桂枝汤主之。"

《金匮要略·妇人妊娠病脉证并治第二十》:"师曰:妇人得平脉,阴脉小弱,其人渴,不能食,无寒热,名妊娠,桂枝汤主之。于法六十日当有此证,设有医治逆者,却一月加吐下者,则绝之。"

《金匮要略·妇人产后病脉证并治第二十一》:"产后风,续之数十日不解,头微痛,恶寒,时时有热,心下满,干呕,汗出,虽久,阳旦证续在者,可与阳旦汤(即桂枝汤)。"

此外,桂枝汤还见于《伤寒论》第 24、44、45、53、54、56、57、91、164、240、276、372、387 条。

【经典组成】

桂枝(去皮)三两　芍药三两　甘草(炙)二两　生姜(切)三两　大枣(擘)十二枚

【经典用法】

上五味,咬咀三味,以水七升,微火煮取三升,去滓,适寒温,服一升。服已须臾,啜热稀粥一升余,以助药力。温覆令一时许,遍身漐漐微似有汗者益佳,不可令如水流漓,病必不除。若一服汗出病瘥,停后服,不必尽剂。若不汗,更服依前法。又不汗,后服小促其间。半日许,令三服尽。若病重者,一日一夜服,周时观之。服一剂尽,病证犹在者,更作服。若汗不出,乃服至二三剂。禁生冷、黏滑、肉面、五辛、酒酪、臭恶等物。

【功　　用】

解肌发表,调和营卫。

【主　　治】

外感风寒表虚证。头痛、发热、汗出、恶风、鼻鸣、干呕、脉浮缓或浮弱。

【解　　读】

桂枝汤为《伤寒论》第一方,能解肌发汗,滋阴和阳,调和营卫,用于太阳病中风证。本方治病广、疗效佳,历代医家对其推崇备至。柯琴曰"此为仲景群方之魁,乃滋阴和阳、调和营卫、解肌发汗之总方也",世称"群方之冠"。方中桂枝辛温,助心阳通经络,解肌以去在表之风邪;芍药酸寒,滋阴和里,固在里之营阴。桂枝配芍药是于发汗中寓敛汗之旨,芍药伍桂枝是于和营中有调卫之功。生姜之辛,佐桂枝以解表;大枣之甘,佐芍药以和中。甘草甘平,有安内攘外之能,既以调和表里,且以调和诸药。以桂芍之相须,姜枣之相得,藉甘草之调和,阳表阴里,气卫血营,并行而不悖,是刚柔相济以相和也。虽只有五味药,但配伍严谨,散中有补。

【方论精选】

明张介宾《景岳全书》:"桂枝性散,芍药性敛,以芍药从桂枝则桂枝不峻,以桂枝从芍药则芍药不寒。然以芍药之懦终不胜桂枝之勇,且芍药能滋调营气,适足为桂枝取汗之助,故桂枝汤亦是散剂,但麻黄汤峻而桂枝汤缓耳。"

清郑钦安《医理真传》:"按桂枝汤一方,乃协和营卫之剂也。桂枝辛温,能化太阳之气;生姜辛散,能宣一切滞机。桂枝与生姜同气相应,合甘草之甘,能调周身之阳气,故曰辛甘化阳。阳气既化,恐阴不与之俱化,而邪亦未必遽出也,又得芍药之苦平,大枣之甘平,苦与甘合,足以调周身之阴液,故曰苦甘化阴。阴阳合化,协于中和,二气流通,自然无滞机矣。故曰营卫协和,则病愈。仲景更加服粥以助之,一取水谷之精以为汗,一是壮正气而胜邪气也。"

清张璐《伤寒缵论》:"此方专主卫风邪之证。以其卫伤不能外固而自汗,所以用桂枝之辛发其邪,即用芍药之酸助其阴,然一散一收,又须甘草以和其胃。

况发汗必须辛甘以行阳,故复以生姜佐桂枝,大枣佐甘草也。但方中芍药不言赤白,《圣惠》与节庵俱用赤,孙尚与收微俱用白,然赤白补泻不同。仲景云:病发热汗出,此为营弱卫强。营虽不受邪,终非适平也,故卫强则营弱,是知必用白芍药也。营既弱而不能自固,岂可以赤芍药泻之乎?虽然,不可以一律论也。如太阳误下而传太阴,因而腹满时痛,则当倍白芍补营血之虚。若夫大实者必加大黄,又宜赤芍以泻实也。至于湿热素盛之人与夫酒客辈,感寒之初身寒恶热者,用桂枝汤即当加黄芩以胜热,则不宜白芍以助阴,贵在临证活法也。"

【儿科应用】

桂枝汤儿科常用剂量:桂枝 3~9g,炒白芍 6~12g,炙甘草 3~6g,生姜 3~6g,大枣 10~15g。常规水煎,温服,服药后食热粥取微汗。

盛老师临床常以本方加减,用于治疗小儿虚体感冒、过敏性鼻炎、反复咳喘、原因不明的低热、小儿汗证、小儿厌食、皮肤瘙痒症、冻疮、荨麻疹等病证,辨证属营卫不和者。

桂枝汤解表中寓敛汗之意,和营中有调卫之功,实质上是一个和解的方剂,是太阳病调和营卫法的代表方。其用药和缓,药简效宏,比较适合小儿"稚阴稚阳"的生理特性,屡用屡效。清徐彬《金匮要略论注》云:"桂枝汤,外证得之,解肌和营卫;内证得之,化气调阴阳。"

过敏性鼻炎见喷嚏、清涕量多者,可合玉屏风散、苓桂术甘汤;反复咳喘兼见痰热未净者,酌加葶苈子、杏仁、浙贝母等;小儿汗证兼见气阴两虚者,合生脉散、玉屏风散等;荨麻疹反复发作、皮疹色红者,酌加牡丹皮、紫草清热凉血;皮疹瘙痒甚者,酌加荆芥、防风、蝉蜕、蜂房等祛风止痒;厌食者,可合四君子汤,兼苔腻者,酌加谷麦芽、山楂、鸡内金消食化积。

医案一 患儿,何某,男,23 个月。2015 年 3 月 4 日初诊。入睡多汗 2 周。日前新感,热退,不咳,时有流涕,纳便正常,面色少华,舌淡红,苔薄,指纹淡紫。治拟益气固表和营。处方:桂枝 3g,白芍 9g,大枣 10g,炙甘草 3g,黄芪 6g,太子参 6g,麦冬 6g,五味子 3g,糯稻根 6g,瘪桃干 6g,佛手 3g。7 剂。

二诊:入睡汗出明显减少,流涕无,守法续进,继服上方 7 剂,诸症悉愈,患儿安和。

医案二 患儿,吴某,女,21 个月。2014 年 9 月 10 日初诊。反复荨麻疹 1 个月。服药(抗过敏药,具体不详)后即退,反复不已,无发热,皮疹色红,瘙痒,遇热皮疹增多,夜间汗多,以头部为主,纳便正常,舌红,苔薄,指纹淡紫。治拟调和营卫,凉血祛风。处方:桂枝 3g,白芍 9g,甘草 3g,大枣 10g,荆芥 3g,防风 3g,蝉蜕 3g,蜂房 3g,蚕砂(后下)3g,赤芍 6g,牡丹皮 6g,徐长卿 6g,川芎 6g。7 剂。

二诊: 夜间汗出减少,皮疹偶发,色淡红,不痒。继服上方 7 剂,皮疹未再反复。

按语: 医案一患儿新感热退后,入睡汗多,面色少华,流涕未净,结合其舌象、指纹,辨证为营卫不和兼气阴两虚,以桂枝汤合生脉散加味。清吴谦《医宗金鉴》云:"桂枝辛温,辛能发散,温通卫阳。芍药酸寒,酸能收敛,寒走阴营。桂枝君芍药,是于发汗中寓敛汗之旨,芍药臣桂枝,是于和营中有调卫之功。"由此可见,桂枝汤有发汗和止汗的双向调节功能。

医案二患儿反复荨麻疹,皮疹色红,遇热皮疹加重,夜间汗多,结合舌象、指纹,辨证为营卫不和,血燥生风。以桂枝汤调和营卫,酌加凉血祛风药物。

《内经》云"谨守病机,各司其属,有者求之,无者求之",指出了辨清病机对于治疗的重要性,特别是运用经方时更不可只问病名就套用原方,而应审明病机,抓住病机灵活运用。两个病案虽然病证各异,但病机均有营卫不和,使用桂枝汤调和营卫,平衡阴阳,温通经脉,开启枢机,故用之有效。

（王海云）

桂 枝 汤

桂枝汤治太阳风,芍药甘草姜枣同,
解肌发表调营卫,表虚有汗此为功。

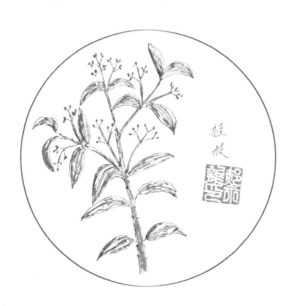

疏宣七味汤

【出　　典】

盛丽先教授经验方。

【组　　成】

桔梗 3～6g　甘草 3～6g　荆芥 3～9g　防风 3～9g　蝉蜕 3～6g　僵蚕 3～6g　薄荷(后下)3～6g

【用　　法】

每日一剂,水煎 100～200ml,分 2～3 次服。

【功　　用】

疏散外邪,宣畅肺气。

【主　　治】

感冒初起,风邪袭表或慢性咽炎,风邪被遏。症见感冒初起,不发热或轻微发热,鼻塞流涕,咽痒,咳嗽不甚,或慢性咽炎,频频清嗓,或咽痒即咳,或干咳少痰。

【解　　读】

本方在清张宗良《喉科指掌》六味汤的基础上加蝉蜕。荆芥、防风疏风散邪,桔梗、甘草宣肺利咽,僵蚕、薄荷祛风化痰。加蝉蜕,配伍僵蚕增强宣肺达邪、祛风利咽之功。全方用药轻灵,辛平疏宣,温凉并施,故无论风寒、风热之感冒及咽炎咳嗽,均可使用。张宗良称六味汤为"漱咽喉七十二症总方","治一切咽喉无论红白,初起之时,漱一服可愈"。干祖望教授将此方作为治喉"先锋解表"的代表方。全方疏宣肃降,辛散温凉并施,无论新感及久恋之风邪,均可得以疏散,肺之治节恢复常态,不治咳而咳自止。

【儿科应用】

盛老师临床以本方加减,用于治疗小儿感冒初起及咳嗽,病机属风邪袭表、肺气失宣者。

本方以疏风宣肺为要旨,是开门逐寇之法,无论风寒、风热感冒,均可以此为基础方。此外,本方也可用于慢性咽喉炎及上气道咳嗽综合征中喉源性咳嗽,病机为风邪被遏、肺失清宣,辨证要点为干咳、咽痒或频频清嗓者。两者辨证要点为咽不红不痛,以咽痒为主,舌淡红,苔薄白,指纹和脉无异常,感冒者可见脉浮。

临证需加减,咳嗽多者,酌加前胡、杏仁、浙贝母;兼见鼻塞甚者,酌加辛夷、白芷、苍耳子。慢性咽炎者若咽红、咽壁滤泡红赤,多偏热,酌加牛蒡子、三叶青;若咽干而痛,舌红苔花剥,多偏阴虚内热,酌加养阴清肺汤同用;伴咽喉异物感、咽不红不痛、苔白腻者,多夹痰湿,可合半夏厚朴汤。

医案 患儿,李某,女,6岁。反复咳嗽月余。患儿1个月余前始咳嗽,清晨咳嗽多,夜间不咳,阵发性,痰少,少许清涕,鼻塞不甚,无发热,曾至杭州市儿童医院就诊,先后予头孢菌素类、阿奇霉素、镇咳糖浆口服,咳嗽好转未净,遇凉即咳嗽增多,胃纳正常,大便可,咽稍红,心肺(一),舌淡红,苔薄白。中医辨证属风邪被遏,肺气失宣。治宜疏宣清肺,拟疏宣七味汤加味。处方:荆芥6g,防风6g,桔梗3g,生甘草3g,蝉蜕3g,僵蚕5g,杏仁6g,浙贝母6g,前胡6g,薄荷(后下)5g。7剂。

二诊: 患儿咳减未净,喉间有痰,纳便正常,咽稍红,心肺(一),舌淡红,苔薄腻,指纹淡紫,中医辨证痰湿未净,肺失清肃。拟清宣健脾,肃肺化痰。处方:姜半夏6g,茯苓6g,陈皮6g,甘草3g,桔梗3g,杏仁6g,浙贝母6g,炙枇杷叶9g,炒白术9g,枳壳3g。7剂愈。

按语: 患儿外感风寒,肺失宣降,而致咳嗽,因寒凉药应用,致风邪被遏,咳嗽反复,日久不愈,予疏宣七味汤疏散外邪,宣畅肺气,杏仁、浙贝母清肺化痰。久恋之风邪得以疏散,肺之宣降恢复常态,咳自止。

(王海云)

疏宣七味汤

疏宣七味防甘桔,荆芥薄荷与蝉僵,
疏风散邪宣肺气,外感初起此方良。

葛 根 汤

【出　典】

汉张仲景《伤寒论》《金匮要略》。

《伤寒论》第31条："太阳病，项背强几几，无汗恶风，葛根汤主之。"

《伤寒论》第32条："太阳与阳明合病者，必自下利，葛根汤主之。"

《金匮要略·痉湿暍病脉证治第二》："太阳病，无汗而小便反少，气上冲胸，口噤不得语，欲作刚痉，葛根汤主之。"

【经典组成】

葛根四两　麻黄（去节）三两　桂枝（去皮）二两　生姜（切）三两　甘草（炙）二两　芍药二两　大枣（擘）十二枚

【经典用法】

上七味，以水一斗，先煮麻黄、葛根，减二升，去白沫，内诸药，煮取三升，去滓，温服一升。覆取微似汗，余如桂枝法将息及禁忌。

【功　用】

发汗解表，升津舒筋。

【主　治】

风寒外束，太阳经俞不利证。外感风寒表实，项背强，无汗恶风，或自下利；痉病，气上冲胸，口噤不语，无汗，小便少，或卒倒僵仆。

【解　读】

葛根汤为辛温解表剂，由桂枝汤加葛根、麻黄组成，重用葛根为君，解肌发汗，升津濡筋，升清治利；麻、桂、姜为臣，协助君药加强发汗散寒；芍、枣、草为佐使,滋津化阴,缓和筋脉之急。诸药配伍,共奏发汗解表、升津舒筋之功效。对于风寒外束,太阳经俞不利之证,仲景不用麻黄汤加葛根,而选用桂枝汤加麻黄、葛根,是因其既可发汗散寒,又不致大汗伤津,同时芍药、甘草、大枣滋津化阴以缓和筋脉之急。仲景创葛根汤、桂枝加葛根汤同治项背强几几;然葛根汤以发汗为主,治疗无汗恶风之表实证;桂枝加葛根汤以解肌为主,治疗汗出恶风之表虚证。而治下利者,仲景设葛根汤与葛根芩连汤二方;葛根汤所治之下利以表证为主,里证初起,辨证关键为表实无汗;葛根芩连汤之下利以里证为主,辨证关键在于汗出,此汗出非桂枝汤之表虚汗出,而是里热之邪迫津外越而汗出。

【方论精选】

清柯琴《伤寒来苏集·伤寒附翼》:"葛根味甘气凉,能起阴气而生津液,滋筋脉而舒其牵引,故以为君;麻黄、生姜能开玄府腠理之闭塞,祛风而出汗,故以为臣;寒热俱轻,故少佐桂、芍,同甘、枣以和里。此于麻桂二方之间,衡其轻重而为调和表里之剂也。"

清吴谦《医宗金鉴·删补名医方论》:"是方也,即桂枝汤加麻黄葛根,麻黄佐桂枝发太阳荣卫之汗,葛根君桂枝解阳明肌表之邪,不曰桂枝汤加麻黄葛根,而以葛根命名者,其意重在阳明,以呕利属阳明多也,二阳表急,非温服覆而取汗,其表未易解也,或呕或利,里已失和,虽啜粥而胃亦不能输精于皮毛,故不须啜粥也。柯琴曰:此证身不痛腰不疼,骨节不疼不恶寒,是骨不受寒矣,头项强痛下连于背,牵动不宁,是筋伤于风矣,不喘不烦躁,不干呕,是里不病,无汗恶风,病只在表,若表病而兼下利,则是表实里虚矣,比麻黄青龙二证较轻,然项强连背拘强,更基于项强无汗,不失为表,但脉浮不紧,故不从乎麻黄,而于桂枝方加麻黄倍葛根以去实,变便麻桂之法也,盖葛根为阳明主药,凡太阳有阳明者,则佐入太阳药中,凡少阳有阳明者,则佐入少阳药中,无不可也。李杲定为阳明经药。张洁古云:未入阳明者不可便服,岂二人未读仲景书乎?要知葛根桂枝俱是解肌和里之药,故有汗无汗,下利不下利,俱可用,与麻黄之专于发表者不同也。金匮治太阳病无汗,小便反少,气上冲胸口,噤不得语,欲作刚痉。"

清喻昌《医门法律》:"伤寒项背几几,无汗恶风者,用葛根汤,此证亦用之者,以其邪在太阳阳明两经之界,两经之热并于胸中,必伤肺金清肃之气,故水道不行,小便少,津液不布而无汗,阳明之筋内结胃口,外行胸中,过人迎环口,热并阳明,斯筋脉牵引,口噤不得语,然刚痉无汗,必从汗解,况湿邪内郁,必以汗出如故而止,故用此汤合解两经之湿热,与风寒之表法无害,其同也。"

【儿科应用】

葛根汤儿科常用剂量:葛根 15～30g,麻黄 3～9g,桂枝 3～9g,芍药 6～12g,炙甘草 3～6g,生姜 3～6g,大枣 10～15g。常规水煎,温服。

盛老师临床常以葛根汤加减,用于治疗感冒、流行性感冒、鼻炎、哮喘、小儿抽动症、多发性疖病、荨麻疹及眼科睑腺炎、霰粒肿等病证,病机属风寒未尽、经气阻滞者。

葛根汤所治之感冒以外感风寒型为主。普通感冒,其辨证除外感风寒所致感冒症状外,辨证要点为舌质不红,苔薄白,咽喉不红不痛。胃肠型感冒,辨证多为风寒夹湿或风寒夹热,其辨证要点除感冒症状外,以舌质不红、苔白腻、大便稀溏为主。风寒夹湿可加藿香、苍术、茯苓,夹热可加黄芩、黄连。

风寒外束的鼻炎、鼻窦炎无论急慢性,均可用葛根汤。鼻痒、喷嚏、清涕为过敏性鼻炎,若又外感风寒,则葛根汤加石菖蒲、北细辛、川芎;若平时多汗,反复易感,则为肺气虚,葛根汤去麻黄,加黄芪、白术、防风(玉屏风散)、茯苓;若鼻涕白黏量多,苔白腻,则为风寒夹脾湿,酌加姜半夏、茯苓、陈皮、石菖蒲芳化健运;若鼻塞浊涕量多,或时清时浊,或黄白涕均有,则为风寒外束,湿热内蕴,脾失升清,浊邪郁积鼻窍,虚实夹杂,加黄芪、辛夷、白芷、苍耳子、桔梗;若脓涕储积,则去麻黄,酌加黄芩、芦根、冬瓜子、薏苡仁、鱼腥草、桃仁等。

对于外感风寒所致的哮喘急性发作,常用葛根汤加杏仁、厚朴、桔梗、枳壳。杏仁、厚朴宣降肺气,桔梗、枳壳宣畅气机。若发热无汗,则用生麻黄;若发热有汗或不发热,则用炙麻黄。

医案一　患儿,胡某,女,5 岁。2017 年 1 月 23 日就诊。发热 2 天。热峰 40.2℃,既往有支气管哮喘史、化脓性扁桃体炎史。因对抗生素过敏,故平常多以中药治疗。此次,富阳区人民医院检测为甲型流行性感冒,予以磷酸奥司他韦颗粒口服,家长担心过敏不敢服用,要求中药治疗。刻见:鼻塞清涕,偶咳,恶寒无汗,烦躁,周身不适,服布洛芬混悬液后少量汗出,体温略退;2～3 小时,体温复升,唇舌偏红、干燥,咽稍红,苔白腻,脉浮数紧。治拟疏宣清解。处方:葛根30g,柴胡12g,黄芩6g,炙麻黄6g,桂枝9g,芍药12g,大枣10g,生甘草6g,桔梗6g,生姜6g,白芷9g,羌活9g,苦杏仁9g。2 剂。嘱患儿家长常规煎汁400ml,1～2 小时服 100ml 左右。患儿服第一剂第一汁后即出汗,体温有所下降;一剂四汁服完,体温降至 38.1℃;第二剂第一汁服后热退,未再复升,哮喘未发。

按语:患儿太阳风寒未解,郁而化热,又恐伏痰引发哮喘宿疾,方选葛根汤,重用葛根,加柴胡、黄芩、白芷、羌活,合柴葛解肌意解肌退热;生麻黄改炙麻黄,合杏仁、甘草者,三拗汤也,防患儿哮喘发作。全方辛温多于辛凉,解表重于清热。

医案二 患儿,郦某,女,3岁。2017年10月12日初诊。反复睑腺炎近1年。曾在浙江大学医学院附属儿童医院眼科多次手术。近又发作,左侧上下眼睑共5粒硬结,红肿触痛,伴低热,体温37.6℃,怕冷,鼻塞清涕,咽稍红,口臭,纳欠振,便干,苔白腻,脉浮弦。证属风寒外束、食积内蕴。治拟疏风散寒,消积运滞。处方:葛根10g,麻黄3g,桂枝6g,白芍6g,大枣10g,甘草6g,桔梗6g,姜半夏6g,生麦芽10g,炒莱菔子6g,炒决明子9g。3剂。

二诊:服3剂后,热退,眼睑硬结红肿明显减轻,上方去麻黄,加炒谷芽、生山楂。继服7剂后诸症愈。随访半年,睑腺炎未再反复。

按语:患儿外有风寒外束,内有食积内蕴,郁而化热,以葛根汤解表散寒,热郁发之,从表达邪,酌加消积运滞之品,表里同治。药证相应,病去人安。

(王海云)

葛根汤

葛根桂枝加葛黄,无汗项背几几强,
二阳合病下利治,刚痉无汗角弓张。

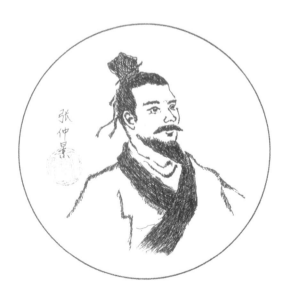

小青龙汤

【出　典】

汉张仲景《伤寒论》《金匮要略》。

《伤寒论》第 40 条:"伤寒表不解,心下有水气,干呕,发热而咳,或渴,或利,或噎,或小便不利、少腹满,或喘者,小青龙汤主之。"

《伤寒论》第 41 条:"伤寒,心下有水气,咳而微喘,发热不渴。服汤已渴者,此寒去欲解也。小青龙汤主之。"

《金匮要略·痰饮咳嗽病脉证并治第十二》:"病溢饮者,当发其汗,大青龙汤主之;小青龙汤亦主之。"

《金匮要略·痰饮咳嗽病脉证并治第十二》:"咳逆,倚息不得卧,小青龙汤主之。"

《金匮要略·妇人杂病脉证并治第二十二》:"妇人吐涎沫,医反下之,心下即痞,当先治其吐涎沫,小青龙汤主之;涎沫止,乃治痞,泻心汤主之。"

【经典组成】

麻黄(去节)三两　芍药三两　细辛三两　干姜三两　甘草(炙)三两　桂枝(去皮)三两　五味子半升　半夏(洗)半升

【经典用法】

上八味,以水一斗,先煮麻黄,减二升,去上沫,内诸药,煮取三升,去滓,温服一升。

【功　用】

解表散寒,温肺化饮。

【主　治】

外寒内饮证。恶寒发热，头身疼痛，无汗，喘咳，痰涎清稀而量多，胸痞，或痰饮喘咳，不得平卧，或身体疼重，头面四肢浮肿，舌苔白滑，脉浮。

【解　读】

小青龙汤以麻黄、桂枝相须为君，发汗散寒以解表邪，且麻黄又能宣发肺气而平喘咳，桂枝化气行水以利里饮之化；以干姜、细辛为臣，温肺化饮，兼助麻、桂解表祛邪。然而素有痰饮，脾肺本虚，若纯用辛温发散，则恐耗伤肺气，故佐以五味子敛肺止咳、芍药和养营血，二药与辛散之品相配，一散一收，既可增强止咳平喘之功，又可制约诸药辛散温燥太过之弊；半夏燥湿化痰，和胃降逆，亦为佐药。炙甘草兼为佐使之药，既可益气和中，又能调和辛散酸收之品。药虽八味，配伍严谨，散中有收，开中有合，使风寒解，水饮去，宣降复，则诸症自平。

【方论精选】

清吴谦《医宗金鉴·删补名医方论》："表实无汗，故合麻桂二方以解外。去大枣者，以其性泥也。去杏仁者，以其无喘也，有喘者加之。去生姜者，以有干姜也，若呕者仍用。佐干姜、细辛，极温极散，使寒与水俱从汗而解。佐半夏逐饮，以清不尽之饮。佐五味收肺气，以敛耗伤之气。若渴者，去半夏加花粉，避燥以生津也。若微利与噎，小便不利，少腹满，俱去麻黄，远表以救里也。加附子以去噎散寒，则噎可止；加茯苓以利水，则微利少腹满可除矣。"

清王子接《绛雪园古方选注》："以小青龙汤治太阳表里俱寒，方义迥异于大青龙汤之治里热也，盖水寒上逆，即涉及少阴肾虚，不得已而发表，岂可不相绾照，独泄卫气，立铲孤阳之根乎？故于麻、桂二汤内，不但留芍药之收，拘其散表之猛，再复干姜、五味摄太阳之气，监制其逆，细辛、干姜辛滑香幽，导纲药深入少阴，温散水寒，从阴出阳。推测全方，是不欲发汗之意，推原神妙，亦在乎阳剂而以敛阴为用，偶方小制，故称之为小青龙。"

清俞根初《重订通俗伤寒论》："风寒外搏，痰饮内伏，发为咳嗽气喘者，必须从小青龙加减施治。盖君以麻、桂辛温泄卫，即佐以芍、草酸甘护营。妙在干姜与五味拌捣为臣，一温肺阳而化饮，一收肺气以定喘。又以半夏之辛滑降痰，细辛之辛润行水，则痰饮悉化为水气，自然津津汗出而解。若不开表而徒行水，何以解风寒之搏束？若一味开表，而不用辛以行水，又何以去其水气？此方开中有合，升中有降，真如神龙之变化不测。设非风寒而为风温，麻、桂亦不可擅用，学者宜细心辨证，对证的用也。"

【儿科应用】

小青龙汤儿科常用剂量:生麻黄3~6g(或炙麻黄3~9g),芍药6~12g,细辛1~3g,干姜1.5~6g,炙甘草3~6g,桂枝3~9g,五味子3~6g,制半夏6~9g。常规水煎,温服,每日2次。

盛老师临床常以小青龙汤加减,用于治疗小儿咳嗽、毛细支气管炎、支气管哮喘等病证,辨证属外寒内饮者。辨证要点为发热或不发热,无汗,鼻塞清涕,咳喘,痰多而稀,舌苔白滑。

外寒内饮之证,单纯发汗散寒,则水饮不化,单纯温肺化饮,则风寒不散,唯解表化饮,表里同治为宜。外寒较轻者,可去桂枝,改炙麻黄;兼热象,可加石膏、葶苈子;喘者,加杏仁,合三拗汤意;痰饮甚者,合苓桂术甘汤;痉咳者,酌加地龙、全蝎。小青龙汤辛散温化之力较强,应视患者体质强弱酌定剂量,阴虚干咳无痰或痰热咳嗽者,不宜使用。

医案 患儿,高某,女,8个月。2015年12月14日初诊。反复咳喘近2个月。患儿于2个月前始咳嗽,昼夜均咳,阵发性,伴气喘,流清涕,低热,曾在浙江大学医学院附属儿童医院住院8天,期间先后予抗生素(头孢菌素类、红霉素)静脉滴注及雾化治疗1个月,患儿仍少许咳嗽。前天受凉后,咳喘再次加剧,鼻塞,清涕,喉间痰鸣,不发热,纳平,便溏,日行二三次(平素易便溏),咽不红,两肺呼吸音粗,可闻及喘鸣音及痰鸣音,舌质淡红,苔薄白而润,指纹淡紫。西医诊断:毛细支气管炎。中医诊断:肺炎喘嗽,寒痰闭肺证。治以宣肺开闭,温运化痰。处方:炙麻黄3g,桂枝3g,炒白芍6g,姜半夏6g,干姜2g,北细辛1.5g,北五味子3g,甘草3g,炒葶苈子4.5g,桔梗3g,苦杏仁6g,陈皮3g。4剂。

二诊:喘平,咳减未净,流涕无,喉间痰鸣减少,纳便可,舌淡红,苔薄,指纹淡紫。治以肃肺健脾化痰。处方:太子参6g,白茯苓6g,炒白术6g,甘草3g,姜半夏6g,陈皮3g,山药9g,炒葶苈子4.5g,大枣6g,北沙参6g。继服7剂而愈。

按语:患儿素体脾气虚,久用寒凉之药伤及脾阳,津液失于温化,凝而为痰,复外感寒邪,寒与痰相结,壅阻于气道,肺气闭阻,故咳嗽喘息、喉中痰鸣;便溏、舌质淡、苔薄白而润、指纹淡紫均为寒痰之象;因脾阳虚弱,寒痰难化,故咳喘反复。初诊以小青龙汤加减宣肺开闭,温化寒痰;喘平后,以六君子汤健脾燥湿,炒葶苈子、大枣、北沙参肃肺润肺化痰以善后。

(王海云)

小青龙汤

小青龙汤最有功,风寒束表饮停胸,
辛夏甘草和五味,姜桂麻黄芍药同。

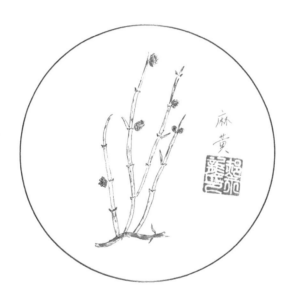

止 嗽 散

【出　　典】

清程国彭《医学心悟》。

【经典组成】

桔梗（炒）　荆芥　紫菀（蒸）　百部（蒸）　白前（蒸）　各二斤　甘草（炒）
十二两　陈皮（水洗去白）一斤

【经典用法】

上为末，每服三钱，食后、临卧开水调下；初感风寒，生姜汤调下。

【功　　用】

宣利肺气，疏风止咳。

【主　　治】

风邪犯肺证。外感咳嗽，症见咽痒而咳，咳痰不爽，或微有恶风发热，舌苔
薄白，脉浮缓。

【解　　读】

止嗽散治疗外感咳嗽，经服解表宣肺药后而咳仍不止者。风邪犯肺，肺失清
肃，虽经发散，因解表不彻而其邪未尽，故仍咽痒咳嗽，此时外邪十去八九，故微有
恶风发热。治法理当化痰宣肺止咳，并佐以疏散之品，以祛邪外出。方中紫菀、百
部为君，两药味苦，都入肺经，其性温而不热，润而不寒，皆可止咳化痰，对于新久
咳嗽者都能使用。桔梗、白前味辛平，亦入肺经。桔梗味苦辛，善于开宣肺气；白
前味辛甘，长于降气化痰。两者协同，一宣一降，以复肺气之宣降，增强君药止咳
化痰之力，为臣药。荆芥辛而微温，疏风解表利咽，以除在表之余邪。陈皮理气化

痰,均为佐药。甘草缓急和中,调和诸药,合桔梗、荆芥又有利咽止咳之功,是为佐使之用。综观全方,药虽七味,量极轻微,具有温而不燥,润而不腻、散寒不助热、解表不伤正的特点。故对于新久咳嗽、咳痰不爽者,加减运用得宜,都可获效。

【方论精选】

清程国彭《医学心悟》:"药不贵险峻,惟期中病而已。此方系予苦心揣摩而得也。盖肺体属金,畏火者也,过热则咳;金性刚燥,恶冷者也,过寒亦咳。且肺为娇脏,攻击之剂既不任受,而外主皮毛,最易受邪,不行表散则邪气留连而不解。经曰:微寒微咳,寒之感也,若小寇然,启门逐之即去矣。医者不审,妄用清凉酸涩之剂,未免闭门留寇,寇欲出而无门,必至穿逾而走,则咳而见红。肺有二窍,一在鼻,一在喉。鼻窍贵开而不闭,喉窍宜闭而不开。今鼻窍不通,则喉窍将启,能无虑乎?本方温润和平,不寒不热,既无攻击过当之虞,大有启门驱贼之势。是以客邪易散,肺气安宁。"

【儿科应用】

止嗽散原方散剂,现代临床儿科常用剂量:紫菀 6～9g,百部 6～9g,白前 6～9g,炒桔梗 3～6g,荆芥 3～9g,炒甘草 3～6g,陈皮 3～6g。多不用散剂,常规水煎,温服,每日 2 次。

盛老师临床常以止嗽散加减,用于治疗小儿咳嗽,辨证属风邪犯肺之外感咳嗽。辨证要点为咳嗽咽痒、咳痰不爽,舌淡红,苔薄白,脉浮。阴虚咳嗽者,不宜使用。

若外感风寒初起,发热恶寒,头痛鼻塞等表证较重者,可酌加麻黄、杏仁;咳嗽痰多,色白,酌加半夏、茯苓以祛痰;痰黄,酌加黄芩、鱼腥草、浙贝母。

医案 患儿,洪某,女,7 岁。2014 年 10 月 12 日初诊。咳嗽 1 周余,初伴流清涕,曾服感冒清热颗粒等,咳减未净,仍咽痒不适,咳痰不爽,纳便可,咽略红,舌淡红,苔薄白,脉浮滑。当地医院查血常规均无异常。治以疏宣肺气,化痰止咳,拟止嗽散加减。处方:桔梗 6g,甘草 6g,荆芥 6g,防风 6g,蝉蜕 6g,前胡 9g,炙紫菀 10g,炙百部 9g,白前 9g,浙贝母 10g,陈皮 6g,枳壳 6g。7 剂。

二诊:患儿咽不痒,基本不咳。

按语:患儿咽痒而咳,舌淡红,苔薄白,中医辨证为风邪犯肺,肺失宣肃,方拟止嗽散加减,以疏宣为要旨。全方疏宣清降,寒温并施,肺之宣降恢复正常,而咳自止。

(傅大治)

止 嗽 散

止嗽散内用桔梗,紫菀荆芥百部陈,
白前甘草共为末,姜汤调服止嗽频。

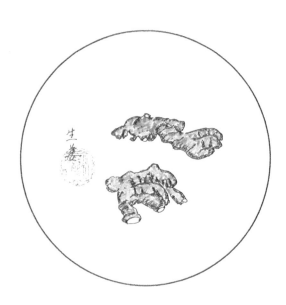

生姜

六 味 汤

【出　　典】

清张宗良《喉科指掌》。

【经典组成】

荆芥穗三钱　薄荷三钱　炒僵蚕二钱　桔梗二钱　生粉草二钱　防风二钱

【经典用法】

上药俱为末,煎数滚去渣,温好,连连漱下,不可大口一气服完。如煎不得法,服不得法,则难见效。须根据如此为度。倘要紧之时,煎及白滚水,泡之亦可。

【功　　用】

宣风热,利咽喉。

【主　　治】

咽喉诸证初起者。

【解　　读】

清吴鞠通《温病条辨·上焦篇》云"治上焦如羽,非轻莫举",故治疗上焦之方药,多为轻扬疏散之品,使药力直达咽喉。六味汤中荆芥穗轻扬疏散,善散风邪,既散风寒,又疏风热,并能疏散血中之风热;防风散风解表;薄荷辛凉发散,善散上焦风热,清头目,利咽喉;僵蚕祛风化痰,散结消肿止痛;桔梗辛散苦泻,质轻升浮,善于开宣肺气,解表利咽,祛痰排脓;生甘草调和诸药。诸药合用,具有疏风解表、清热利咽、化痰散结之功。

六味汤被称为"咽喉七十二症总方","治一切咽喉无论红白,初起之时,漱一服可愈"。《喉科指掌·咽喉大纲论》将六味汤证的病机概括为风、风寒、伏寒、风火、毒、虚火、伏热,并认为"此数部脉者,可总用六味汤加减治之"。"治一切咽喉无论红白",所谓"红",当指感受风热之邪,里热壅盛,或阴血不足,虚火上炎,咽喉红肿或微红不肿。所谓"白",应为感受风寒之邪,或痰湿壅盛,致咽喉色淡或水肿。本方原治喉证初起,近代中医耳鼻喉科大师干祖望先生常用此方加减治疗急慢性咽炎、喉炎。

【方论精选】

清张宗良《喉科指掌》:"漱咽喉七十二症总方六味汤:治一切咽喉,无论红白,初起之时,漱一服可愈。"

俞无名《中国百年百名中医临床家丛书》之干祖望篇:"《喉科指掌》所订六味汤,组织严密,取药规范,疗效稳定,不愧为咽喉科自己的方剂。"

【儿科应用】

六味汤儿科常用剂量:荆芥 3～9g,防风 3～9g,薄荷 3～6g,炒僵蚕 3～6g,桔梗 3～6g,生甘草 3～6g。常规水煎,温服,每日 2 次。

盛老师临床常用于治疗急(慢)性咽喉炎、喉源性咳嗽等病证,辨证属风邪被遏、肺气失宣者;或小儿感冒初起,属风邪袭表、肺气失宣者。

喉源性咳嗽常因"炎症"服用多种抗生素或苦寒清肺止咳药而致风邪被遏、肺气失宣而咳不止,常见咽痒而咳,干咳少痰,痰不易咳出或咳久有少量黏痰;或因复受风邪而咳嗽加剧,故治疗中必须疏散外邪,使肺气宣畅,咳嗽方可缓解。六味汤以疏宣为要旨,切合本病风邪被遏、肺气失宣之病机,故对此类慢性咳嗽有较好的疗效。全方药性平和,不寒不热,能疏风祛痰,散结利咽,故无论风寒、风热、风燥之咽炎咳嗽,皆可加减应用。

发热重者,可酌加连翘、牛蒡子、柴胡、黄芩;鼻塞甚者,加苍耳子、辛夷、白芷等;若咽不红、舌质偏淡、苔薄腻者,多偏寒、偏湿,酌加紫苏叶、白前、姜半夏等;若咽红、咽壁滤泡红赤多者,多偏热,酌加牛蒡子、浙贝母、前胡等;若咽干而痛、舌红苔花剥者,多偏燥,酌加玄参、麦冬、生地黄(增液汤)、芍药等;过敏体质患儿,宜将僵蚕改成蝉蜕。

医案 患儿,李某,女,6 岁。2015 年 11 月 23 日初诊。反复咳嗽月余。清晨咳嗽多,干咳痰少,咽痒不适,无发热,无鼻塞流涕,曾至浙江大学医学院附属儿童医院就诊,先后予抗生素(头孢类、阿奇霉素)、清肺化痰颗粒等药口服,咳嗽好转未净,遇凉遇风后咳嗽增多,反复月余,胃纳正常,大便可,咽略红,心肺(一),舌淡红,苔薄白。治拟疏宣清肺利咽。处方:荆芥6g,防风6g,桔梗6g,甘草6g,蝉蜕5g,薄荷(后下)5g,僵蚕5g,苦杏仁6g,浙贝母9g,前胡9g,炒枳壳6g。7剂。

二诊:患儿咳减未净,喉间有痰,纳便正常,咽稍红,心肺(一),舌淡红,苔薄白。治拟健脾肃肺化痰。处方:姜半夏6g,白茯苓6g,陈皮6g,甘草6g,桔梗6g,苦杏仁6g,浙贝母9g,炙枇杷叶9g,炒白术9g,炒枳壳6g。7剂而愈。

按语:患儿咳嗽反复月余,干咳痰少,咽痒不适,遇凉咳嗽增多,曾口服多种抗生素及清肺止咳中成药,风邪被遏,肺气失宣。选用六味汤加味。六味汤加前胡疏风散邪,宣肺利咽;杏仁、浙贝母清肺化痰;枳壳配桔梗,一升一降,宣畅气机。全方辛温辛凉同用,疏散外邪,使肺气宣畅。二诊外邪已尽,健脾肃肺化痰以善后。

（王海云　胡　芳）

六味汤

六味汤中用荆防,桔草薄荷与僵蚕,
外感风寒咽喉病,赶紧煎服保平安。

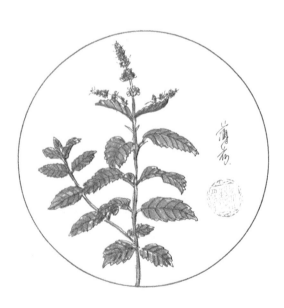

三拗三子汤

【出　典】

盛丽先教授经验方。

【组　成】

炙麻黄 3～6g　苦杏仁 6～9g　炙甘草 3～6g　炒苏子 6～9g　炒葶苈子（包煎)6～9g　炒莱菔子 6～9g　桔梗 3～6g　炒枳壳 3～6g

【用　法】

每日一剂,水煎 100～200ml,分 2～3 次服。

【功　用】

疏宣清肺,降气平喘。

【主　治】

小儿外寒内热之咳喘。症见咳嗽,夜间咳甚,喘息,喉间哮吼痰鸣,或伴鼻塞流涕,或伴发热,大便干,舌红,苔白腻或黄,脉浮滑数。

【解　读】

本方以三拗汤为主方。三拗汤源于《太平惠民和剂局方》,实则脱胎于张仲景《伤寒论》麻黄汤。麻黄以宣肺定喘为主,杏仁以降气止咳为要,二药相伍,一宣一降,肺气通畅,平喘止咳效彰。辅以苏子降气行痰,莱菔子消食化痰,葶苈子泻肺达痰,三者皆治痰之要药,又能于治痰中各逞其能。桔梗、枳壳一宣一降,通畅气机,共奏宣肺降逆、涤痰平喘之功。

【儿科应用】

盛老师临床以此方加减,用于治疗小儿支气管哮喘急性发作、小儿肺炎、支气管炎等疾病,辨证属外寒内热者。以咳嗽、气喘、咳痰不爽、舌红、苔白或黄、脉浮紧或滑数为辨证要点。

临证可加减:风寒表邪重者,改用生麻黄,酌加白芷、荆芥;里热甚者,酌加黄芩、石膏;痰多不易咳者,酌加浙贝母、前胡、桑白皮;痉咳者,酌加地龙、百部;大便干结者,酌加瓜蒌皮、竹沥半夏;大便溏者,去莱菔子,酌加白芥子、姜半夏。

葶苈子辛苦寒,长于降泄,是降气平喘的有效药物,古人认为此乃泻肺气的峻猛之品,小儿不能轻易应用或少量配大枣用之。盛老师认为临床可审慎大胆用之,剂量6~9g,不配大枣,未发生任何不良反应。麻黄配伍葶苈子,一温一寒,一宣一降,互制互协,宣肺平喘之效益彰。

麻黄剂量:一般3岁以下,1.5~3.0g;3~6岁,4~6g;6岁以上,6~9g。

炒葶苈子一般均可用6~9g。

医案 患儿,赵某,女,5岁。2016年10月13日初诊。咳嗽5天,加剧伴气喘2天。昼夜均咳,咳痰不爽,鼻塞流清涕,无发热,大便偏干,咽红,舌淡红,苔薄腻,脉浮滑。既往有喘息史。治拟疏宣清肃化痰。处方:炙麻黄5g,苦杏仁6g,生甘草6g,桔梗6g,浙贝母9g,炒紫苏子6g,炒葶苈子(包煎)9g,炒莱菔子6g,白芷9g,三叶青6g,蝉蜕3g,陈皮6g。5剂而愈。

按语:患儿外感风寒,内有痰热,以三拗汤、白芷宣肺解表,加用紫苏子、葶苈子、莱菔子、三叶青清热化痰,表解里清,喘嗽自平。

(王海云)

三拗三子汤

三拗三子平喘方,又加桔枳效力夸,
小儿咳喘需辨证,外寒内热应属它。

桑菊饮

【出　　典】

清吴瑭《温病条辨》。

【经典组成】

桑叶二钱五分　菊花一钱　杏仁二钱　连翘一钱五分　薄荷八分　苦桔梗二钱　生甘草八分　芦根二钱

【经典用法】

水二杯,煮取一杯,日二服。

【功　　用】

疏风清热,宣肺止咳。

【主　　治】

风温初起,表热轻证。但咳,身热不甚,口微渴,苔薄白,脉浮数。

【解　　读】

风热袭肺,肺失清肃,气逆而咳。受邪轻浅,故身热不甚,口微渴。治当辛以散风、凉以清肺为法。桑菊饮用桑叶清透肺络之热,菊花清散上焦风热,并作君药。臣以辛凉之薄荷,助桑、菊散上焦风热;桔梗、杏仁一升一降,解肌肃肺以止咳。连翘清透膈上之热,苇根清热生津止渴,用作佐药。甘草调和诸药,是作使药之用。诸药配合,有疏风清热、宣肺止咳之功。

【方论精选】

清吴瑭《温病条辨》:"此辛甘化风,辛凉微苦之方也。盖肺为清虚之脏,微苦则降,辛凉则平,立此方所以避辛温也。今世金用杏苏散,通治四时咳嗽,不知杏苏散辛温,只宜风寒,不宜风温,且有不分表里之弊。……风温咳嗽,虽系小病,常见误用辛温重剂,销铄肺液,致久咳成痨者,不一而足。"

李畴人《医方概要》:"此方比银翘散更轻。桑叶、菊花泄风宣肺热,杏仁泄肺降气,连翘清热润燥,薄荷泄风利肺,甘、桔解毒利咽喉,能开肺泄肺,芦根清肺胃之热,合辛凉轻解之法,以泄化上焦肺胃之风温。"

蔡陆仙《中国医药汇海·方剂部》:"桑菊饮亦辛凉解表之通用方也。虽较银翘散之力轻微,然有桑叶、菊花之微辛轻散,又益以薄荷之辛以透上解表,凉以宽畅胸膈;得连翘以清心,桔、杏以宣肺,苇茎、甘草并成其清热宣透、畅行肺气之功能。则凡病之属于风温、风热,症之见有身微热、咳嗽、汗不畅、口微渴者,投之亦有宣肺清热、凉膈透表之功。不过不能冀其如时雨之降,得大汗而解也。此可与银翘散其斟酌用之。"

【儿科应用】

桑菊饮儿科常用剂量:桑叶 3～9g,菊花 3～9g,杏仁 6～9g,连翘 3～9g,薄荷 3～6g,桔梗 3～6g,生甘草 3～6g,鲜芦根 15～30g(或干芦根 6～10g)。常规水煎,不宜久煎,温服,每日 2 次。

盛老师临床常以桑菊饮加减,用于治疗小儿感冒、咳嗽、结膜炎、睑腺炎等病证,辨证属风热犯肺或肝经风热者。辨证要点为咳嗽,发热不甚,舌尖红,苔薄黄,脉浮数。

肺热甚、咳嗽痰黄者,加黄芩、浙贝母、桑白皮清肺热;咽痛明显者,加玄参、牛蒡子、射干清热利咽;咳嗽带血丝者,加白茅根、北沙参润肺凉血,如二三日不解,邪入气分者,加石膏、知母加强清热。

医案　患儿,张某,女,6 岁。2013 年 9 月 21 日初诊。咳嗽 2 天。患儿咳嗽白天咳多,夜间不剧,咳痰黄,不多,咽痛,纳平,大便一日一行,偏干,舌淡红,苔薄黄,脉浮滑。治以清宣化痰。处方:桑叶 9g,菊花 9g,桔梗 6g,苦杏仁 6g,浙贝母 10g,蝉蜕 6g,生甘草 6g,黄芩 6g,炒牛蒡子 9g。4 剂而愈。

按语:患儿外感风热,肺失宣肃,故咳嗽,有痰,咽痛,治以疏风清热,宣肺止咳,以桑菊饮加减,方证相应,效如桴鼓。

(傅大治)

桑 菊 饮

桑菊饮中桔杏翘,芦根甘草薄荷饶,
清疏肺卫轻宣剂,风温咳嗽服之消。

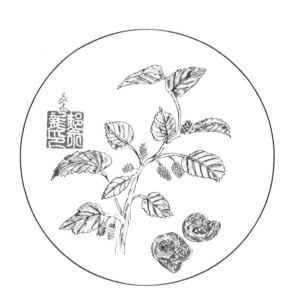

麻黄杏仁甘草石膏汤

【出　典】

汉张仲景《伤寒论》。

《伤寒论》第 63 条："发汗后,不可更行桂枝汤。汗出而喘,无大热者,可与麻黄杏仁甘草石膏汤。"

《伤寒论》第 162 条："下后,不可更行桂枝汤,若汗出而喘,无大热者,可与麻黄杏仁甘草石膏汤。"

【经典组成】

麻黄(去节)四两　杏仁(去皮尖)五十个　甘草(炙)二两　石膏(碎,绵裹)半斤

【经典用法】

上四味,以水七升,煮麻黄,去上沫,内诸药,煮取二升,去滓,温服一升。

【功　用】

辛凉宣肺,清热平喘。

【主　治】

表邪未解,肺热咳喘证。身热不解,有汗或无汗,咳逆气急,甚则鼻煽,口渴,舌质红,苔薄白或黄,脉浮滑而数者。

【解　读】

麻黄杏仁甘草石膏汤可理解为麻黄汤去桂枝加石膏的一种运用。麻黄宣肺解表而平喘,石膏清泄肺胃之热以生津,两药相辅相成,既能宣肺,又能泄热,同为君药。石膏用量倍于麻黄,不失为辛凉之剂,麻黄得石膏,则宣肺平喘而不

助热;且石膏得麻黄,清肺热而不凉遏,又是相制为用。杏仁降肺气而平喘,配合麻黄,一宣一降,协助肺气宣降以止咳定喘,为臣药。炙甘草调和诸药,以保胃气,为佐使药。综观全方,药仅四味,配伍严谨,清宣降三法俱备,共奏辛凉宣泄、清肺平喘之功。

【方论精选】

清吴谦《医宗金鉴·删补名医方论》:"石膏为清火之重剂,青龙、白虎皆赖以建功,然用之不当,适足以招祸。故青龙以无汗烦躁,得姜桂以宣卫外之阳也;白虎以有汗烦渴,须粳米以存胃中津液也。此但热无寒,故不用姜桂,喘不在胃而在肺,故于麻黄汤去桂枝之监制,取麻黄之开,杏仁之降,甘草之和,倍石膏之大寒,除内外之实热,斯溱溱汗出,而内外之烦热与喘悉除矣。"

蔡陆仙《中国医药汇海·方剂部》:"按仲师大论,于发汗后不可更行桂枝汤,汗出而喘,无大热者,麻杏石甘汤主之。柯韵伯于此则谓'无汗而喘,大热'。盖汗出而喘者,热壅于肺也;无汗而喘者,热闭于肺也。壅于肺者,皮毛开,故表无大热。热闭于肺,则皮毛亦闭,故表热甚壮。是以不论有汗无汗,皆以麻杏石甘为主。盖以石膏清其里热;有汗者,得麻黄疏泄,而壅者亦宣;无汗者,得麻黄疏散,而闭者亦开;有杏仁以定喘,甘草以泻火,烦热无有不解者乎。"

胡希恕《胡希恕伤寒论讲座》:"麻杏石甘的这个喘顶厉害,一方面有表证,有麻黄证,一方面热往上壅,这个就是石膏证了。这就是麻黄汤的一个变方,麻黄汤把桂枝去了,里热则桂枝不能用,然后加石膏以解其里热,这个方剂,就是麻黄汤的一种去加法,去桂枝加石膏。"

【儿科应用】

麻黄杏仁甘草石膏汤儿科常用剂量:生麻黄 3~6g(或炙麻黄 3~9g),杏仁 6~9g,生石膏 15~30g,炙甘草 3~6g。表寒重发热甚,宜生麻黄,咳喘甚者,宜炙麻黄。常规水煎,温服,每日 2 次。

盛老师临床常以麻黄杏仁甘草石膏汤为基础方加减,用于治疗小儿急性支气管炎、肺炎、支气管哮喘、荨麻疹等疾病,辨证属邪热壅肺、外邪未解者。其辨证要点为发热,咳喘,咽红,舌红,苔薄黄,脉浮数或滑数。

如无汗而恶寒,为表邪偏重,可加用苏叶、桑叶以助解表;伴咳嗽黄痰、咽红而肿者,为肺热重,可加用黄芩、浙贝母、鱼腥草、三叶青、桑白皮等;舌苔厚腻、口臭者,为内有食积,可加用姜半夏、枳壳、莱菔子、生山楂;发热甚者,加用柴胡、黄芩;便秘者,可加用大黄、全瓜蒌。对于大便溏薄、咽不红、喉间痰鸣之痰湿咳喘,此方不可用之。

医案 患儿,薛某,男,2岁。2017年10月10日初诊。发热咳嗽3天。发热,峰值39.0℃,微恶寒,每至入夜咳嗽增多,咳剧伴喘息,口臭,大便干结,咽红,舌红,唇红,苔白腻,指纹紫红。治拟疏宣解表,清肺化痰。处方:炙麻黄4g,苦杏仁6g,石膏(先煎)15g,生甘草3g,桔梗3g,浙贝母6g,柴胡6g,黄芩6g,姜半夏6g,生麦芽9g,炒枳壳3g。3剂。

二诊:喘平,热退,咳嗽明显减少,喉间有痰,大便通畅,胃纳欠振,舌淡红,苔薄腻,指纹淡紫。前方去麻黄、石膏、柴胡,加茯苓、陈皮,5剂而愈。

按语:10月秋末,小儿感受风寒之邪而致咳嗽、发热、恶寒、入夜咳嗽增多,平素大便干结,唇红,口臭,内有积热。感邪后入里化热,证属风寒未尽,痰热蕴肺,故以麻黄杏仁甘草石膏汤为主方,宣肺解表,清热平喘。

(郭 燕)

麻杏石甘汤

伤寒麻杏石甘汤,汗出而喘法度良,
辛凉宣泄能清肺,定喘除热效力彰。

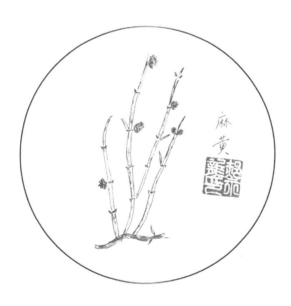

麻黄细辛附子汤

【出　　典】

汉张仲景《伤寒论》。

《伤寒论》第 301 条:"少阴病,始得之,反发热,脉沉者,麻黄细辛附子汤主之。"

【经典组成】

麻黄(去节)二两　附子(炮,去皮)一枚,破八片　细辛二两

【经典用法】

上三味,以水一斗先煮麻黄,减二升,去上沫,内诸药,煮取三升,去滓,温服一升,日三服。

【功　　用】

助阳解表。

【主　　治】

素体阳虚,外感风寒证。恶寒,虽厚衣重被,其寒不解,不发热,或微有热,鼻塞清涕多,神疲欲寐,舌质淡,苔白,脉沉。

【解　　读】

方中麻黄辛温,发汗解表,为君药。附子辛热,温肾助阳,为臣药。麻黄行表以开泄皮毛,逐邪于外;附子温里以振奋阳气,鼓邪达外。二药配合,相辅相成,为助阳解表的常用组合。细辛归肺、肾二经,芳香气浓,性善走窜,通彻表里,既能祛风散寒,助麻黄解表,又可鼓动肾中真阳之气,协附子温里,为佐药。三药并用,补散兼施,使外感风寒之邪得以表散,在里之阳气得以维护,则阳虚外感可愈。

【方论精选】

清张锡纯《医学衷中参西录》:"此外感之寒凉,由太阳直透少阴,乃太阳与少阴合病也。为少阴与太阳合病,是以少阴已为寒凉所伤,而外表纵有发热之时,然此非外表之壮热,乃恶寒中之发热耳。是以其脉不浮而沉。盖少阴之脉微细,微细原近于沉也。故用附子以解里寒,用麻黄以解外寒,而复佐以辛温香窜之细辛,既能助附子以解里寒,更能助麻黄以解外寒,俾其自太阳透入之寒,仍由太阳作汗而解,此麻黄附子细辛汤之妙用也。"

清钱潢《伤寒溯源集》:"以麻黄发太阳之汗,以解其在表之寒邪;以附子温少阴之里,以补其命门之真阳;又以细辛之气温味辛,专走少阴者,以助其辛温发散。三者合用,补散兼施,虽微发汗,无损于阳气矣,故为温经散寒之神剂也。"

清尤在泾《伤寒贯珠集》:"少阴始得本无热,而外连太阳则反发热,阳病脉当浮而仍紧,少阴则脉不浮而沉,故与附子、细辛专温少阴之经,麻黄兼发太阳之表,乃少阴温经散寒,表里兼治之法也。"

清陆渊雷《伤寒论今释》:"此正气虚弱之人,因抵抗外感而见少阴证也。抵抗外感而发热,与太阳伤寒同理。但以正气虚弱,故脉不能浮而沉,不言恶寒者,省文也。太阳上篇云,无汗恶寒者发于阴,是纯少阴证不发热。今兼太阳而发热,故曰'反'。太阳发热当汗,麻黄主之;少阴恶寒,脉沉,当温,附子主之;细辛则兼温散之效。麻黄、细辛相伍,又治喘咳痰饮,故本方又治寒咳头顶痛,及咽痛音哑。"

【儿科应用】

麻黄细辛附子汤儿科用量:生麻黄 3～6g,附子 3～9g,细辛 1～3g。常规水煎,温服,每日 2 次。

盛老师临床以本方加减,用于治疗小儿过敏性鼻炎、哮喘、心动过缓、疲劳综合征等,辨证属阳虚或阳虚外感风寒者。临床以神疲欲寐、舌质淡、苔白、脉沉为辨证要点。

过敏性鼻炎反复发作的患儿,多素体阳气不足,又外感风寒,内有少阴阳虚,外有太阳风寒,故可从太少两治,麻黄细辛附子汤加减。临床常配伍乌梅,或合用过敏煎,既可佐制辛温发散药,又可抗过敏;伴咳嗽,酌加杏仁、浙贝母;鼻塞甚,酌加辛夷、白芷、苍耳子;清涕量多,酌加黄芪、白术、桂枝。

医案 患儿,李某,男,8 岁。2014 年 5 月 12 日初诊。反复鼻塞、清涕 5

年。既往有过敏性鼻炎史，近来反复频繁发作，鼻痒鼻塞严重，清涕较多，晨起明显，喷嚏，伴有咳嗽，不剧，大便偏溏，舌淡胖，边有齿痕，脉沉细。曾口服氯雷他定、酮替芬等，均初起有效，久则无效。治法温阳散表，疏风解表。拟方麻黄细辛附子汤加味。处方：生麻黄 6g，淡附片 9g，北细辛 3g，蝉蜕 6g，白僵蚕 6g，桔梗 6g，甘草 6g，姜半夏 9g，银柴胡 10g，黄芪 12g，乌梅 6g，辛夷 9g，白芷 9g，苍耳子 9g。7 剂。

二诊：患儿鼻塞减轻，清涕好转，乳蛾肿大，舌淡胖，苔薄白腻，脉弦细。治法温经散寒，益肺和营。处方：生麻黄 6g，淡附片 9g，北细辛 3g，桂枝 9g，炒白芍 12g，甘草 6g，炒白术 12g，防风 6g，黄芪 15g，大枣 15g。7 剂。

三诊：患儿鼻窍畅通，上方去麻黄、附子、细辛，加潞党参、干姜，治疗月余，鼻炎未发，大便未溏。

按语：患儿阳虚外感，肺窍失和，其病机关键在于少阴阳虚夹太阳表寒，属太少两感，法当表里双解。选用麻黄细辛附子汤温阳散寒，疏风解表，合用苍耳子散宣肺通窍，全方温寒并用，表里双解，顾护里阳，外解表寒，达宣肺开窍之功。

（傅大治）

麻黄细辛附子汤

麻黄二两细辛同，附子一枚力最雄，
始得少阴反发热，脉沉之证奏奇功。

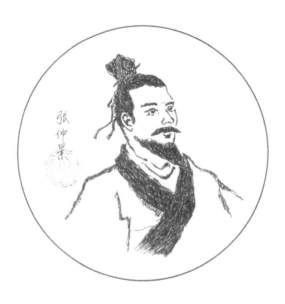

苍耳子散

【出　典】

宋严用和《重订严氏济生方》。

【经典组成】

苍耳子(炒)二钱半　辛夷仁半两　香白芷一两　薄荷叶半钱

【经典用法】

研为细末,每服二钱,食后葱、茶汤调下。

【功　用】

祛风清热,通利鼻窍。

【主　治】

鼻渊。鼻塞不闻香臭,流浊涕不止,前额头痛。

【解　读】

苍耳子散是治疗鼻炎、鼻窦炎的经典方,由苍耳子、薄荷、辛夷和白芷四味药组成。方中苍耳子祛风散寒,宣通鼻窍;辛夷、白芷辛香升散,祛风通窍;薄荷疏散风热,行气利咽,气道畅通则咳嗽好其大半。诸药合用,共奏疏风通窍、宣降肺气之功。全方不寒不热,宣降并施,以除风邪痰浊之久恋,达到开门逐盗、祛邪扶正的目的。

【方论精选】

清汪昂《医方集解》:"此手太阴、足阳明药也。凡头面之疾皆由清阳不升,浊阴逆上所致。白芷主手足阳明,上行头面,通窍表汗,除湿散风;辛夷通九窍,散风热,能助胃中清阳上行头脑;苍耳疏风散湿,上通脑顶,外达皮肤;薄荷泄肺疏肝,清利头目;葱白升阳通气;清茶苦寒下行,使清升浊降,风热散而脑液自固矣。"

【儿科应用】

苍耳子散儿科常用剂量:炒苍耳子6~9g,辛夷6~9g,香白芷6~9g,薄荷3~5g。现代用法:水煎,温服,每日2次。

盛老师临床常以本方加减,用于治疗小儿急慢性鼻炎、鼻窦炎、过敏性鼻炎、鼻源性咳嗽等病证,辨证属风邪上袭者。

疏风宣肺、通利鼻窍是治疗鼻渊的一大原则。因鼻源性疾病引起的慢性咳嗽,以苍耳子散为基础方,临证酌加桔梗、甘草宣肺升阳以利咽止咳,杏仁、浙贝母清肺降气以止咳化痰,共同组成苍耳子散加味方,临床取得了较好的疗效。

若鼻流清涕,喷嚏频作,舌质不红,苔薄白或白腻,多属寒湿,酌加北细辛、姜半夏、陈皮等散寒燥湿;若清涕流而不止,酌加桂枝、茯苓、白术等温化寒湿,其则合缩泉丸上病下治;若舌质淡胖,苔白滑腻,多为虚寒,酌加麻黄、附子、细辛、干姜等温阳散寒;若遇风遇凉后,喷嚏鼻涕增多或动则多汗,多为气虚,合玉屏风散益肺固表;若鼻多浊涕,其则黄涕,咽红,舌红,苔黄腻者,多属热,酌加金银花、三叶青、黄芩、鱼腥草等清热化浊;若以鼻塞为主,流涕不多,鼻中干燥,舌红,苔少,多为肺阴不足,酌加北沙参、元参、麦冬、石斛等滋养肺阴;若鼻痒、目痒、皮肤痒,多为过敏较甚,酌加蝉蜕、蜂房、白蒺藜等祛风止痒;若腺样体肥大、寐时多鼾,酌加蒲公英、夏枯草、皂角刺、石菖蒲等散结消肿,其则加乳香、没药、炮山甲等行气通络。

医案 患儿,柴某,女,6岁。2014年11月21日初诊。反复咳嗽近3个月,加剧2~3天。患儿于8月底始咳嗽,以晨起及睡前为主,阵发性,晨起咳出黄痰,入睡后不咳,鼻塞,浊涕,入睡有鼾,不发热。曾在浙江大学医学院附属儿童医院耳鼻咽喉科检查,示"鼻炎,腺样体肥大"。胃纳欠振,大便偏干,咽充血,双侧扁桃体Ⅱ度肿大,心肺无殊,舌红,苔薄花剥,脉细滑。西医诊断:上气道咳嗽综合征。中医诊断:咳嗽,风邪恋肺,肺失宣降,肺阴不足证。治拟疏宣通窍为先,佐以养阴利咽,拟苍耳子散加减。处方:辛夷9g,白芷9g,苍耳子9g,桔梗6g,甘草6g,苦杏仁9g,浙贝母10g,蝉蜕6g,白僵蚕6g,玄参9g,浙麦冬9g,黄芪10g。7剂。

二诊:患儿服7剂后咳嗽减少,鼻塞好转,浊涕减少,胃纳欠振,大便正常,舌淡红,苔薄略剥。治拟原法,上方继服7剂。之后以此方加减治疗半月,诸症皆愈。

按语：患儿咳嗽日久，肺气已伤，风邪又恋，咽红、便干、舌红、苔薄花剥者，肺阴不足之象，属虚实夹杂之证。治以疏宣通窍，佐以养阴利咽，拟方苍耳子散加味，升降散疏宣通窍、清宣利咽以治标，玄参、麦冬、黄芪益气养阴以扶正。全方寒温同用，宣降并施，使肺气宣畅，鼻窍通利，正气得复，咳止人安。

（王海云）

苍耳子散

苍耳子散辛夷花，薄荷白芷四药抓，
疏风祛邪通肺窍，鼻塞涕浊效堪夸。

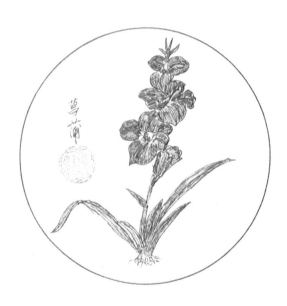

杏 苏 散

【出　　典】

清吴鞠通《温病条辨》。

【经典组成】

紫苏叶　半夏　茯苓　前胡　苦桔梗　枳壳　甘草　生姜　大枣　杏仁　橘皮(原书未著用量)

【经典用法】

水煎,温服(原书未著用法)。

【功　　用】

清宣凉燥,宣肺化痰。

【主　　治】

外感凉燥证。恶寒无汗,头微痛,咳嗽痰稀,鼻塞咽干,苔白,脉弦。

【解　　读】

杏苏散由苏叶、杏仁、半夏、茯苓、前胡、橘皮、桔梗、枳壳组成。所治凉燥初起,外感凉燥,内有痰饮,致阳气不化,水饮失去阳气温化,津液输布受阻,引起干燥症不甚的肺系症候群。该方属于辛温散饮之剂,不仅可以恢复阳气推动、温煦作用,使津液得以正常输布,而且可使邪气得以发散,凉燥自除。正如《素问·至真要大论》所言,"燥淫所胜,平以苦湿,佐以酸辛,以苦下之"。杏苏散属于苦温甘辛之法,是吴瑭对此法的深刻认识和发挥,故凡辨证为外感凉燥或风寒轻证者,均可应用杏苏散加减化裁。方中苏叶辛温不燥,轻清宣肺气,使寒邪从外而散;杏仁苦温而润,降利肺气。二药共为君药,疏散外感之邪。桔梗、前胡一升一降,以复肺之宣降、通调水道之功,亦助辛温通阳之力。陈皮、茯苓健脾运气,降气化痰,以杜生痰之源,且合"善治痰者不治痰而治气,气顺则痰消",寓二陈汤之意。

【方论精选】

清沈目楠《燥病论》:"燥气起于秋风之后,小雪之前,阳明燥金凉气司令。……燥病属凉,谓之次寒,病与感寒同类。"

清吴鞠通《温病条辨·上焦篇》:"燥伤皮毛,故头微痛恶寒也,微痛者,不似伤寒之痛甚也。阳明之脉,上行头角,故头亦痛也。咳嗽稀痰者,肺恶寒,古人谓燥为小寒也;肺为燥气所搏,不能通调水道,故寒饮停而咳也。鼻塞者,鼻为肺窍;嗌塞者,嗌为肺系。脉弦者,寒兼饮也。无汗者,凉搏皮毛也。按杏苏散,减小青龙汤一等。……若伤凉燥之咳,治以苦温,佐以甘辛,正为合拍。若受重寒夹饮之咳,则有青龙;若伤春风,与燥已化火无痰之证,则仍从桑菊饮、桑杏汤例。……此苦温甘辛法也。外感燥凉,故以苏叶、前胡辛温之轻者达表;无汗脉紧,故加羌活辛温之重者,微发其汗。甘、桔从上开,枳、杏、前、苓从下降,则嗌塞鼻塞宣通而咳可止。橘、半、茯苓,逐饮而补肺胃之阳。以白芷易原方之白术者,白术中焦脾药也,白芷肺胃本经之药也,且能温肌肉而达皮毛。姜、枣为调和营卫之用。若表凉退而里邪未除,咳不止者,则去走表之苏叶,加降里之苏梗。泄泻腹满,金气太实之里证也,故去黄芩之苦寒,加术、朴之苦辛温也。"

【儿科应用】

杏苏散儿科常用剂量:紫苏叶 6～9g,制半夏 6～9g,茯苓 6～9g,前胡 6～9g,苦桔梗 3～6g,枳壳 3～6g,甘草 3～6g,生姜 3～6g,大枣 10～15g,杏仁 6～9g,橘皮 3～6g。水煎,温服,每日 2 次。

盛老师临床常以杏苏散为基本方加减,用于治疗小儿感冒、咳嗽、哮喘等病证,辨证属外感凉燥或外感风寒轻证,肺气不宣,痰湿内阻者。

杏苏散虽治凉燥,却无滋润之品,实为苦温甘辛之法。肺脾同为太阴,故小儿咳嗽病位在肺,往往涉及脾胃中焦。杏苏散既能辛温宣肺,又含二陈汤燥湿化痰,温而不燥,兼顾中焦脾胃,是治疗小儿咳嗽佳方。如伴咽红、便干者,为内有热象,可加牛蒡子、蝉蜕、黄芩等;如外感风寒重者,酌加麻黄、桂枝、羌活解表散寒;汗后咳加剧,去苏叶,加苏梗降肺气。

医案　患儿,李某,男,4 岁。2015 年 10 月 13 日初诊。咳嗽 2 天,以白天为主,晨起明显,咳痰不爽,鼻塞,无热,大便偏干,胃纳减少,咽不红,舌淡红,苔薄腻,脉浮滑。既往无喘息史。喜食冷饮、甜食。治拟清宣凉燥,宣肺化痰。处方:紫苏叶 9g,苦杏仁 9g,姜半夏 9g,白茯苓 9g,前胡 9g,陈皮 6g,桔梗 6g,炒枳壳 6g,甘草 3g,炒谷芽 9g,生姜 3g,大枣 10g。3 剂。

二诊:药服 3 剂,诸症好转,上方去紫苏叶、苦杏仁,加炒白术,继服 3 剂,诸症悉愈。

按语:患儿素喜冷饮、甜食,内生痰湿,又遇深秋外感凉燥,肺气郁闭,脾失运化,而见咳嗽,纳减,大便干,舌淡红,苔薄腻,脉浮滑。正合杏苏散之意,故随证施之。二诊去苏叶、杏仁,加炒白术,寓六君子之意,寻痰湿之根,健脾以化痰。

（连俊兰　方　悦）

杏 苏 散

杏苏散内夏陈前,枳桔苓草姜枣研,
轻宣温润治凉燥,咳止痰化病自痊。

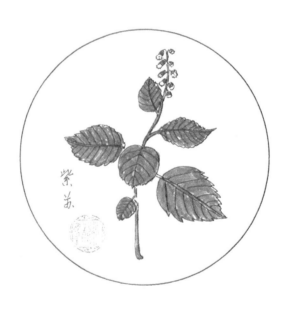

紫苏

升降散结汤

【出　典】

　　盛丽先教授经验方。

【组　成】

　　蝉蜕 3～6g　僵蚕 3～6g　姜黄 3～6g　大黄 1.5～6g　桔梗 3～6g　生甘草 3～6g　浙贝母 6～9g　三叶青 3～6g

【用　法】

　　每日一剂,水煎 100～200ml,分 2～3 次服。

【功　用】

　　升清降浊,散结解毒。

【主　治】

　　外感风热邪毒引起的急性扁桃体炎。症见发热,咽痛,扁桃体红肿或化脓,大便干结,唇、舌红,苔薄黄或黄腻,脉浮滑数。

【解　读】

　　本方由杨栗山《伤寒瘟疫条辨》升降散加味而来。盛老师认为急性扁桃体炎、化脓性扁桃体炎多因患儿素体阳热,或内有郁热,如食滞、痰热、湿热等,遇外感而发,故治疗宜解清热相结合。取蝉蜕、僵蚕升阳中之清阳,姜黄、大黄降阴中之浊阴,一升一降,内外通和而杂气之流毒顿消。合桔梗、甘草宣肺利咽,祛痰排脓,加浙贝母、三叶青散结化痰,清热解毒。

【儿科应用】

盛老师以本方加减,用于治疗小儿急性扁桃体炎、化脓性扁桃体炎,辨证属外感风热邪毒者。辨证要点为发热,咽痛,扁桃体红肿或化脓,大便偏干,舌红,苔薄黄或腻,脉浮滑数。特别适用于平素喜食肥甘厚味,食滞内蕴,大便干结,唇舌色红的患儿。对于外感风寒、脾胃虚寒者,不宜使用。

临证需加减:恶寒者,酌加羌活、白芷解表散寒;表里俱热者,酌加焦山栀、淡豆豉、柴胡、黄芩;里热甚者,酌加石膏、银花;咽痛甚者,酌加射干、马勃;大便干结者,用生大黄3～6g;大便正常者,可用制大黄3g,若服药后大便偏溏,则去大黄。

医案 患儿,柴某,男,6岁。发热3天。患儿3天前下午在无明显诱因下出现发热,热峰39.6℃,无畏寒、寒战,无抽搐,无咳嗽,无鼻塞流涕,无呕吐腹泻,无尿频尿急。至当地医院就诊,诊断急性扁桃体炎,予头孢克洛干混悬剂、清开灵颗粒口服,热未退,胃纳欠振,大便干结。既往有反复化脓性扁桃体炎病史。诊见精神可,呼吸平稳,咽充血,双侧扁桃体Ⅱ度红肿,无渗出,心肺听诊无殊,舌红,苔白腻微黄,脉浮数。查血常规:白细胞计数15.3×10⁹/L,中性粒细胞百分比60.9%,淋巴细胞百分比21.7%,血红蛋白142g/L,血小板计数187×10⁹/L,C反应蛋白56mg/L。中医辨证:风热夹滞型。治宜疏宣清解,散结利咽,予升降散结汤加减。处方:蝉蜕6g,僵蚕6g,姜黄6g,制大黄3g,桔梗6g,大力子6g,姜半夏6g,生麦芽9g。3剂。

二诊:热退,无咳嗽,咽红,双侧扁桃体Ⅱ度肿大,无渗出,胃纳增加,大便通,舌红,苔薄,脉弦滑。治拟养阴清肺利咽。处方:蝉蜕6g,僵蚕6g,生地黄9g,麦冬6g,玄参6g,浙贝母9g,桔梗6g,甘草6g,牡丹皮9g,白芍10g,炒谷芽9g,生麦芽9g。7剂。

之后以此方加减服1个月,患儿化脓性扁桃体炎未再发。

按语:患儿素体郁热,外感风热后,邪热上攻咽喉,致发热,咽痛红肿。以升降散加减散风热,清郁热,佐以炒谷麦芽消食积。热退后,以养阴清肺汤加减,养阴清热利咽而善后,以防复发。

(王海云)

升降散结汤

升降散结蝉僵黄,浙贝叶青草桔参,
解毒散结祛风热,小儿乳蛾正此方。

治咳六味汤

【出　　典】

盛丽先教授经验方。

【组　　成】

桔梗 3～6g　甘草 3～6g　蝉蜕 3～6g　僵蚕 3～6g　杏仁 6～9g　浙贝母 6～9g

【用　　法】

每日一剂,水煎 100～200ml,分 2～3 次服。

【功　　用】

疏风清热,化痰利咽。

【主　　治】

小儿风寒或风热咳嗽初起。症见咳嗽,痰多或无痰,或伴鼻塞流涕,舌淡红,苔薄白或薄黄,脉浮。

【解　　读】

本方由三组对药组成。桔梗配甘草出自《伤寒论》之甘桔汤,宣肺利咽;蝉蜕配僵蚕出自《伤寒瘟疫条辨》之升降散,疏风化痰;杏仁配浙贝母出自《温病条辨》之桑杏汤,清肺降气。三组对药合用,共奏疏宣清降、顺气化痰之功。全方以疏宣祛风为主,降气化痰为次,温凉并施,开门逐盗,通畅肺气,不治咳而咳自止。

【儿科应用】

盛老师以本方为基础方,用于治疗小儿急性上呼吸道感染、支气管炎、支气管哮喘等疾病。辨证要点为咳嗽,痰多或无痰,或伴鼻塞流涕,舌淡红,苔薄白或薄黄,脉浮。

本方是主治各种咳嗽的基础方,也可用于治疗哮喘及各种慢性咳嗽。如合三拗三子汤治疗哮喘急性发作,合七味汤治疗慢性咳嗽风邪未净。临证亦需加减:若外感风寒者,酌加荆芥、防风、苏叶、姜半夏等;若外感风热者,酌加桑叶、菊花、牛蒡子、连翘等;若表未尽、痰热甚者,酌加黄芩、竹沥半夏、瓜蒌皮、桑白皮等;若痰湿内阻者,酌加二陈汤。若患儿僵蚕过敏,可去之。

医案 患儿,李某,男,6岁。咳嗽3天,以白天为主,晨起明显,咳痰不爽,鼻塞,清涕,无热,大便偏干,胃纳减少,咽略红,舌淡红,苔薄腻,脉浮。既往无喘息史。有过敏性鼻炎史、湿疹史。辨证属风寒咳嗽。治拟疏宣祛风,顺气化痰。处方:桔梗6g,甘草3g,蝉蜕6g,僵蚕6g,杏仁6g,浙贝母6g,荆芥3g,防风3g,苏叶6g。3剂。

二诊:诸症好转,胃纳欠振,上方去苏叶、荆芥、防风、僵蚕,加炒白术、炒谷芽、炒麦芽。再进3剂,诸症皆愈。

按语:风寒犯肺,肺气失宣,故咳嗽清涕,患儿素有郁热,便干,咽略红,予治咳六味汤加荆芥、防风、苏叶疏风散寒,宣肺止咳,清肺化痰。二诊外邪已祛,肺热未净,继续清肺化痰,加白术、炒二芽健脾增食。

(连俊兰)

治咳六味汤

治咳六味经验方,甘桔蝉僵杏贝良,
咳嗽无论新与旧,此方加减有成效。

柴葛解肌汤

【出　　典】

明陶华《伤寒六书》。

【经典组成】

柴胡　干葛　甘草　黄芩　羌活　白芷　芍药　桔梗（原书未著用量）

【经典用法】

水二盅,加生姜三片,大枣两枚,槌法加石膏末一钱,煎之热服。

【功　　用】

解肌清热。

【主　　治】

外感风寒,郁而化热证。恶寒渐轻,身热增盛,无汗头痛,目疼鼻干,心烦不眠,嗌干耳聋,眼眶痛,舌苔薄黄,脉浮微洪。

【解　　读】

柴胡、葛根解肌退热,为方中主药;辅以白芷、羌活增强解表散邪之功;黄芩、石膏清肺胃里热;柴胡解肌透达少阳之邪,配黄芩以增退热之功,明倪朱谟《本草汇言》云"清肌退热,柴胡最佳,然无黄芩不能凉肌达表"。桔梗宣肺利咽;芍药酸寒,凉血清热,并防止散药过汗;甘草协利诸药,通调表里。于方中葛根是阳明主药,柴胡是少阳主药,羌活是太阳主药,故有谓本方药用是邪在三阳解表之方。在应用中,应根据病邪所在经络、表里及正邪的盛衰,对方中药物加减化裁,不可一概而论。

《伤寒六书》之柴葛解肌汤,原书各药均未写用量,但特别提出石膏为一钱

（即今之 3g），量极少，说明本方用于外感风寒，初入阳明，表寒未解，里热初盛，若石膏过量，则不利于疏泄外邪。同时，原书还特别注明"本证无汗、恶寒甚者，去黄芩，加麻黄"。此外，《医学心悟》也有记载柴葛解肌汤，用于表里俱热之证，临床要区别运用。

【方论精选】

清吴谦《医宗金鉴·删补名医方论》："陶华制此以代葛根汤，不知葛根汤只是太阳、阳明药，而此方君柴胡，则是治少阳也；用之于太阳、阳明合病，不合也。若用之以治三阳合病，表里邪轻者，无不效也。仲景于三阳合病，用白虎汤主之者，因热甚也。曰汗之则谵语遗尿，下之则额汗厥逆，正示人惟宜以和解立法，不可轻于汗下也。此方得之葛根、白芷，解阳明正病之邪，羌活解太阳不尽之邪，柴胡解少阳初入之邪。佐膏、芩治诸经热，而专意在清阳明。佐芍药敛诸散药而不令过汗，桔梗载诸药上行三阳，甘草和诸药通调表里。施于病在三阳，以意增减，未有不愈者也，若渴引饮者，倍石膏加栝蒌根，以清热而生津也，若恶寒甚，无汗，减石膏、黄芩，加麻黄，春夏重加之，以发太阳之寒。若有汗者，加桂枝以解太阳之风，无不可也。"

清张秉成《成方便读》："治三阳合病，风邪外客，表不解而里有热者。故以柴胡解少阳之表，葛根、白芷解阳明之表，羌活解太阳之表，如是则表邪无容足之地矣。然表邪盛者，内必郁而为热，热则必伤阴，故以石膏、黄芩清其热，芍药、甘草护其阴，桔梗能升能降，可导可宣，使内外不留余蕴耳。用姜、枣者，亦不过藉其和营卫，致津液，通表里，而邪去正安也。"

【儿科应用】

柴葛解肌汤儿科常用剂量：柴胡 6～12g，葛根 15～30g，甘草 3～6g，黄芩 3～9g，羌活 6～9g，白芷 6～9g，芍药 6～9g，桔梗 3～6g。现代用法：加生姜 3 片，大枣 2 枚，石膏 6～9g，水煎，温服，每日 2 次。

盛老师临床多用柴葛解肌汤加减，治疗小儿普通感冒、流行性感冒、急性化脓性扁桃体炎等病证，辨证属外感风寒、邪郁化热者。临床表现为恶寒渐轻，身热增盛，无汗，咽红，舌红，苔薄黄，脉浮微洪或数。

运用柴葛解肌汤的要点是表寒未解、里热渐盛，即表寒里热。临床见患儿发热 2 天以上，西药退热药用后退而复升；发热、流涕、咳嗽等感冒症状仍在；扁桃体红肿、大便干、咽红说明有入里化热之势，故辛凉辛温同用、解表清里共治而获效。如鼻塞清涕甚，酌加辛夷、苍耳子；如伴咳嗽，酌加杏仁、浙贝母；咽红肿明显，酌加大力子、三叶青、蝉蜕、僵蚕；便干者，酌加枳壳等。

医案 患儿,赵某,男,6岁。2014年10月12日初诊。发热2~3天,热峰39.8℃,热上升时恶寒,无汗,服布洛芬混悬液后汗出热势减,随即体温复升,伴咳嗽,痰不易咳,流清涕,纳平,大便通畅。咽红,扁桃体Ⅱ度肿大,心肺(一),舌红,苔薄腻,脉浮数。血常规检查无殊。治拟疏宣清解。处方:柴胡10g,黄芩6g,葛根15g,羌活9g,白芷9g,三叶青6g,桔梗6g,甘草6g,浙贝母10g,苦杏仁6g,姜半夏9g,大力子9g。3剂。

二诊:热退,咳减未净,咳痰不爽,夜间不咳,纳平,大便偏干,咽红,舌红,苔薄腻微黄,脉滑。治拟清宣化痰。处方:桔梗6g,甘草6g,浙贝母10g,苦杏仁6g,竹沥半夏6g,前胡9g,大力子6g,蝉蜕6g,僵蚕6g,陈皮6g,炙桑白皮9g,炒枳壳6g。5剂而愈。

按语:患儿初诊见发热、咳嗽、流涕、咽红,结合舌象、脉象,乃表邪未解,而又化热入里,故以柴葛解肌汤辛凉解肌,合浙贝母、杏仁、大力子、三叶青、竹沥半夏清肺化痰。诸药合用,透表清热,表里双解,标本兼治。

(王海云)

柴葛解肌汤

陶氏柴葛解肌汤,邪在三阳热势张,
芩芍桔甘羌活芷,石膏大枣与生姜。

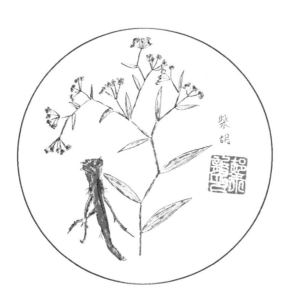

小柴胡汤

【出　　典】

汉张仲景《伤寒论》《金匮要略》。

《伤寒论》第96条："伤寒五六日中风,往来寒热,胸胁苦满,嘿嘿不欲饮食,心烦喜呕,或胸中烦而不呕,或渴,或腹中痛,或胁下痞硬,或心下悸、小便不利,或不渴、身有微热,或咳者,小柴胡汤主之。"

《伤寒论》第97条："血弱气尽,腠理开,邪气因入,与正气相搏,结于胁下。正邪分争,往来寒热,休作有时,嘿嘿不欲饮食。脏腑相连,其痛必下,邪高痛下,故使呕也。小柴胡汤主之。服柴胡汤已,渴者,属阳明,以法治之。"

《伤寒论》第101条："伤寒中风,有柴胡证,但见一证便是,不必悉具。凡柴胡汤病证而下之,若柴胡汤证不罢者,复与柴胡汤,必蒸蒸而振,却复发热汗出而解。"

《金匮要略·呕吐哕下利病脉证并治第十七》："呕而发热者,小柴胡汤主之。"

《金匮要略·黄疸病脉证并治第十五》："诸黄,腹痛而呕者,宜柴胡汤。"（原注:必小柴胡汤,方见呕吐中。）

此外,小柴胡汤还见于《伤寒论》第37、98、99、100、103、144、148、149、229、230、231、266、267、379条及《金匮要略·妇人产后病脉证并治第二十一》。

【经典组成】

柴胡半斤　黄芩三两　人参三两　甘草(炙)三两　半夏(洗)半升　生姜(切)三两　大枣(擘)十二枚

【经典用法】

上七味,以水一斗二升,煮取六升,去滓,再煎取三升,温服一升,日三服。

【功　　用】

和解少阳。

【主　　治】

1.伤寒少阳证。症见往来寒热,胸胁苦满,默默不欲饮食,心烦喜呕,口苦,咽干,目眩者。

2.妇人热入血室证。妇人中风,经水适断,寒热发作有时。

3.疟疾、黄疸以及内伤杂病而见少阳证者。

【解　　读】

小柴胡汤为和解少阳的代表方剂。方中柴胡入肝胆经,透泄与清解少阳之邪,并能疏泄气机之郁滞,使少阳之邪得以疏散,为君药。黄芩清泄少阳之热,为臣药。柴胡之升散,得黄芩之清降泄,两者配伍,而达到和解少阳的目的。胆气犯胃,胃失和降,佐以半夏、生姜和胃降逆止呕;邪从太阳传入少阳,缘于正气本虚,故又佐以人参、大枣益气健脾,扶正以祛邪,炙甘草助参、枣扶正,且能调和诸药,为使药。诸药合用,以祛邪为主,兼顾正气,以和解少阳为主,兼和胃气。使邪气得解,枢机得利,脾胃调和,则诸证自除。

小柴胡汤方出《伤寒论》,在原书中涉及条文众多,然第96、97两条最为重要;从这两条可见,当初设小柴胡汤用于治疗腠理不密,正气已有耗损,邪气入于半表半里之证。正如两军交战,正气不足,不能拒邪于表,故转而退守二线,与邪气相抗争。

【方论精选】

清吴谦《医宗金鉴·删补名医方论》:"方以小柴胡名者,取配乎少阳之义也,至于制方之旨及加减法,则所云上焦得通,津液得下,胃气因和尽之矣。何则?少阳脉循胁肋,在腹阳背阴两岐间,在表之邪欲入里,为里气所拒,故寒往而热来,表里相拒而留于岐分,故胸胁苦满,神识以拒而昏困,故嘿嘿,木受邪则妨土,故不欲食,胆为阳木而居清道,为邪所郁,火无从泄,逼炎心分,故心烦,清气郁而浊,则成痰滞,故喜呕,呕则木火两舒,故喜之也,此则少阳定有之证。其余或之云者,以少阳在人身为游部,凡表里经络之罅,皆能随其虚而见之,不定之邪也。据证俱是太阳经中所有者,特以五六日上见,故属之少阳,半表半里兼而有之,方是小柴胡证。方中以柴胡疏木,使半表之邪得从外宣,黄芩清火,使半里之邪得从内彻,半夏豁痰饮,降里气之逆,人参补久虚,助生发之气,甘草佐柴芩调和内外,姜枣佐参夏通达荣卫,相须相济,使邪无内向而外解也。至若烦而不呕者,火成燥实而逼胸,故去人参半夏加栝蒌实也;渴者燥已耗液而逼肺,故去半夏加栝蒌根也;腹中痛,木气散入土中,胃阳受困,故去黄芩以安土,加白芍以戢木也;胁下痞硬者,邪既留则木气实,故去大枣之甘而泥,加牡蛎之咸而软也;心下悸、小便不利者,水邪侵乎心矣,故去黄芩之苦而伐,加茯苓之淡而渗也;不渴、身有微热者,半表之寒尚滞于肌,故去人参加桂枝以解之也;咳者,半表之寒凑入于肺,故去参枣加五味子,易生姜为干姜以温之,虽肺寒不减黄芩,恐干姜助热也。总之邪在少阳,是表寒里热,两郁不得升之,故小柴胡之治,所谓升降浮沉则顺之也。"

明吴昆《医方考》:"柴胡、黄芩能和解少阳经之邪,半夏、生姜能散少阳经之呕,人参、甘草能补中气之虚,补中所以防邪之入里也。"

胡希恕《胡希恕伤寒论讲座》:"那么柴胡与黄芩为伍,黄芩治烦,这两味药都是解热祛烦。半夏、生姜,这是小半夏汤,能够逐饮止呕的,柴胡证里头常有呕的。呕是因为什么呢,因为胃虚,搁人参、甘草、大枣,补中建胃。所以小柴胡汤既是一个健胃止呕的方药,也是一个祛烦祛热的方药。"

【儿科应用】

小柴胡汤儿科常用剂量:柴胡 6~9g,黄芩 3~9g,太子参 6~9g,炙甘草 3~6g,制半夏 6~9g,生姜 3~6g,大枣 10~15g。常规水煎,温服,每日 2 次。

盛老师常以此方加减,用于治疗小儿呼吸、消化系统疾病迁延缠绵者,如感染后咳嗽迁延不清,低热不净,反复恶心、呕吐、厌食,检查后无器质性病变者。

小柴胡汤是儿科临床运用很广的方剂,"寒热往来"是其主证之一,其中的寒热可以是体温计测得的发热,更多的是患儿的自我感觉和家长观察到的,如孩子总叫"我热,我热",入睡被子很薄仍然喊热,不愿盖,但一吹风或出门又怕冷,流清涕,接着就感冒了。这种寒既无附子可温之里寒,也无麻黄可汗之表寒;这种热既无石膏可清之经热,也无大黄可下之腑实。是谓寒热捉摸不定之象。

"胸胁苦满"是小柴胡汤主证之二,提示疾病部位在胸胁,应包含肝、胆、胰、肺、胸膜、乳房等脏器;"苦满"是患儿自觉症状,年长儿会主诉胸闷,透不出气,难过,不会言语者则表现为烦躁哭吵。

"默默不欲饮食,心烦喜呕"是累及胃肠,致消化功能低下。情绪低落或烦躁不安、厌食、恶心、呕吐等,日久患儿易体重不增。

总之,"寒热往来""胸胁苦满""默默不欲饮食""心烦喜呕"是小柴胡汤四大主证。患儿一般面色偏黄或面部有白斑,缺少光泽,体重偏轻,脉细弦,舌质淡红,苔薄白或薄腻,正常舌象者多。

医案一 患儿,安某,男,5岁。2017年12月15日初诊。低热1天。近2个月反复呼吸道感染,昨又发热,体温38℃,无恶寒,无咳嗽,无鼻塞流涕,平时挑食,胃纳欠佳,大便畅。查体:形体消瘦,神色略倦,面色欠华,咽稍红,心肺听诊无殊,舌淡,苔白腻,脉细滑。治拟和解助运。处方:柴胡9g,黄芩6g,姜半夏9g,生姜6g,大枣10g,桔梗6g,甘草6g,蝉蜕5g,生麦芽10g,炒鸡内金9g。5剂。

二诊:患儿无发热,无咳嗽,胃纳增加,挑食,大便畅。查体:面色欠华,精神好,舌淡红,苔薄腻,脉细。治拟健脾助运,予小柴胡汤合四君子汤。处方:柴胡6g,黄芩6g,姜半夏9g,太子参9g,生姜6g,大枣6g,甘草6g,炒白术9g,茯苓9g,陈皮6g,炒鸡内金9g,甘草6g。7剂。服药后挑食好转,食欲改善。再以原意,调理2次。患儿形体虽偏瘦,但面色红润,神气灵活,原常汗出皮肤冷、喷嚏的症状消失,偶尔感冒亦能迅速好转。

按语:患儿反复感冒,腠理不密,正气已有耗损,且胃纳欠佳,舌苔白腻,治予小柴胡汤和里解表。二诊表证基本已解,小儿脾常不足,反复感冒后,脾脏更虚,健运失职,形体消瘦,面色不华,予小柴胡汤合四君子汤和解助运。

医案二 患儿,王某,男,4岁。2018年11月24日初诊。咳嗽1周,发热1天。体温最高40℃,咳嗽有痰,不剧,鼻塞清涕,精神可,胃纳减少,大便偏溏。查体:咽红,两肺听诊无殊,舌苔薄腻。血常规未见异常。治拟外散风寒,和中助运,予小柴胡汤合葛根汤。处方:柴胡9g,黄芩9g,太子参6g,姜半夏9g,甘草6g,大枣6g,桂枝6g,炒白芍9g,葛根10g,生麻黄3g,生姜3片(嘱家长自备)。3剂。嘱少量频服,服药后食少许热粥,并盖被助其发汗。

二诊:患儿服药1剂后,身上微微汗出,体温从39℃降至38.7℃,因患儿精神尚可,嘱其暂不服布洛芬混悬液,至次日凌晨,家长回报发热全退。再服一剂,咳嗽明显缓解,鼻塞、清涕亦除。

按语:患儿发热,纳减,大便糊,少阳证也;鼻塞、清涕者,表证仍在;治拟和解助运,径投以小柴胡汤合葛根汤,药证相符,病去人安。

(郭 燕)

小柴胡汤

小柴胡汤和解供,半夏人参甘草从,
更用黄芩加姜枣,少阳百病此为宗。

柴胡桂枝汤

【出　典】

汉张仲景《伤寒论》《金匮要略》。

《伤寒论》第 146 条："伤寒六七日,发热,微恶寒,支节烦疼,微呕,心下支结,外证未去者,柴胡桂枝汤主之。"

《金匮要略》卷十·附方:"《外台》柴胡桂枝汤,治心腹卒中痛者。"

【经典组成】

桂枝(去皮)一两半　黄芩一两半　人参一两半　甘草(炙)一两　半夏(洗)二合半　芍药一两半　大枣(擘)六枚　生姜(切)一两半　柴胡四两

【经典用法】

上九味,以水七升,煮取三升,去滓,温服一升。

【功　用】

和解少阳,调和营卫。

【主　治】

太阳少阳合病。发热,自汗,微恶寒,或往来寒热,口苦,鼻鸣干呕,肢节烦疼,头痛项强,胁满胁痛,舌红,苔薄白或薄黄或黄白相兼,脉浮弦或浮细。

【解　读】

柴胡桂枝汤是《伤寒论》中治疗太阳和少阳合病的方剂,系小柴胡汤合桂枝汤各半量而组成。方中柴胡、黄芩、半夏、生姜,从少阳之枢达太阳之气,逐在外之邪,太子参、甘草、大枣补益中焦脾土、化生气血、培土生金,合桂枝汤调和营卫,解肌辛散,两方合二为一,扶正祛邪,消补兼施,表里同治,正合小儿"易寒易热、易虚易实"的病理特点。

【方论精选】

清吴谦《医宗金鉴》:"伤寒六七日,发热微恶寒,支节烦疼,微呕,心下支结者,是太阳之邪传少阳也。取桂枝之半,以散太阳未尽之邪;取柴胡之半,以散少阳呕结之病。而不名桂枝柴胡汤者,以太阳外证虽未去,而病机已见少阳里也,故以柴胡冠桂枝之上,意在解少阳为主,而散太阳为兼也。"

清柯琴《伤寒来苏集》:"桂、芍、甘草,得桂枝之半;柴、参、芩、夏,得柴胡之半;姜、枣得二方之半,是二方合并非各半也。取桂枝之半,以解太阳未尽之邪;取柴胡之半,以解少阳之微结;凡口不渴,身有微热者,当去人参,此以六七日来邪虽不解,而正气已虚,故用人参以和之也。外证虽在,而病机已见于里,故方以柴胡冠桂枝之前,为双解两阳之轻剂。"

清王子接《绛雪园古方选注》:"以柴胡冠于桂枝之上,即可开少阳微结,不必另用开结之方;佐以桂枝,即可解太阳未尽之邪;仍用人参、白芍、甘草,以奠安营气,即为轻剂开结之法。"

清章楠《医门棒喝》:"此小柴胡与桂枝汤合为一方也。桂枝汤疏通营卫,为太阳主方,小柴胡和解表里,为少阳主方。因其发热微恶寒,肢节烦疼之太阳证未罢,而微呕,心下支结之少阳证已现,故即以柴胡为君,使少阳之邪开达,得以仍从太阳而解也。少阳证必呕,而心下支结,逼近胃口,故小柴胡用人参、姜、半,通胃阳以助气,防其邪之入府也。然则虽曰和解,亦为开达驱邪之法,故可仍从汗解。世俗反畏人参之补而去之,乃失其功用,而中虚之人,邪不能外出,必致内陷而致危,是皆不明表里证治故也。"

【儿科应用】

柴胡桂枝汤儿科常用剂量:柴胡 6～12g,黄芩 6～9g,姜半夏 6～9g,太子参6～9g,桂枝 3～6g,白芍 6～9g,大枣 10～15g,生姜 3～6g,炙甘草 3～6g。常规水煎,温服,每日 2 次。

盛老师临床常以柴胡桂枝汤加减,用于治疗小儿呼吸道感染、反复呼吸道感染、反复咳喘、反复不已的荨麻疹、小儿厌食、湿疹、过敏性鼻炎等病证,辨证属少阳不利、营卫不和者。辨证要点为胃纳欠振,多汗,疲乏,往来寒热,口干,肢节烦痛,舌苔薄白或黄白相兼,脉弦细、浮弦等。

柴胡桂枝汤作为小柴胡汤和桂枝汤的合方,源为伤寒太阳少阳合病而设。该方既有和解少阳、解肌发表之功,又有外和营卫、内调气血之效,可治内外杂病、营卫气血经脉不通之病。

临证尚需加减:伴咳嗽、痰热未净者,去人参、生姜,酌加桔梗、杏仁、浙贝母;多汗、反复易感者,合玉屏风散;荨麻疹瘙痒明显者,酌加白蒺藜、徐长卿、防风;疹色偏红者,酌加牡丹皮、紫草;过敏性鼻炎、鼻塞甚者,酌加辛夷、白芷、石菖蒲。

医案 患儿,柴某,女,4 岁。2017 年 10 月 15 号初诊。反复咳嗽近 1 个月。曾在杭州市第一人民医院就诊,诊断为急性肺炎,先后予抗生素输液治疗 10 天(头孢类、阿奇霉素),咳嗽减少未净,白天咳,痰不易咳出,昼夜汗多,胃纳欠振,面色㿠白,大便调,气平,咽略红,两肺可闻及湿啰音,舌淡红,苔薄腻,脉细滑。平素反复呼吸道感染。治拟调和营卫,清肺化痰。处方:柴胡 6g,黄芩 6g,姜半夏 6g,太子参 9g,桂枝 6g,白芍 9g,甘草 6g,大枣 10g,黄芪 10g,桔梗 6g,浙贝母 9g,杏仁 6g。7 剂。

二诊:晨起偶咳,出汗减少,胃纳增加,大便调,两肺湿啰音消失,舌淡红,苔薄白,脉细。上方去桔梗、浙贝母、杏仁,加防风 6g,炒白术 10g,煅龙骨 15g,煅牡蛎 15g。继服 7 剂,诸症愈。

按语:患儿平素反复呼吸道感染,多汗,体弱,本属肺脾不足,又感外邪,虚实夹杂,既有表气不足,营卫失调,又有邪正相争,此为少阳枢机不利之证。柴胡桂枝汤可谓紧扣病机,方中小柴胡汤和解少阳,宣展枢机,以治半表半里;桂枝汤调和营卫,解肌辛散,以治太阳之表,再加桔梗、浙贝母、杏仁清肺化痰。全方扶正祛邪,消补兼施,表里同治,方证契合,诸症悉愈。

(王海云)

柴胡桂枝汤

小柴原方取半煎,桂枝汤入复方全,
阳中太少相因病,偏重柴胡做仔肩。

退热五味汤

【出　典】

盛丽先教授经验方。

【组　成】

柴胡 6～12g　葛根 10～30g　羌活 6～9g　白芷 6～9g　三叶青 3～6g

【用　法】

每日一剂,水煎 100～200ml,分 2～3 次服。

【功　用】

解肌清热。

【主　治】

外寒里热之发热。症见发热重,恶寒轻,无汗头痛,咽红,舌淡红,苔薄黄,脉浮数。

【解　读】

方以葛根、柴胡为君。葛根味辛性凉,辛能外透肌热,凉能内清郁热;柴胡味辛性寒,既为"解肌要药",且有疏畅气机之功,又可助葛根外透郁热;羌活、白芷助君药辛散发表。其中,葛根、白芷清透阳明之邪热,柴胡透解少阳之邪热,羌活发散太阳之风寒,如此配合,三阳兼治,并治阳明为主。佐以三叶青兼清里热,又制羌、芷之温燥。本方的配伍特点:温清并用,侧重于辛凉清热;表里同治,侧重于疏泄透散。

【儿科应用】

盛老师以本方为基础方,用于治疗小儿感冒、流行性感冒、化脓性扁桃体炎等所致发热,辨证属外寒里热者。以发热重,恶寒轻,无汗,咽红肿,舌淡红,苔薄黄,脉浮数为辨证要点。

小儿外感多先感风寒,但素体阳热或食积患儿多迅而入里化热,形成表里同病、寒热夹杂之证。本方三阳同治,则表邪无容足之地,一般服2～3剂即可。若鼻塞清涕、咽不红、舌质不红者,表寒甚,酌加荆芥、防风加强辛温解表;若咽红痛、便干、舌红者,酌加生石膏、黄芩清解里热;若咳嗽甚者,酌加杏仁、浙贝母、桔梗、甘草清宣降气化痰;若苔厚腻,属食积者,酌加神曲、山楂等消食药;急性扁桃体炎、化脓性扁桃体炎高热者,可合升降散结汤加减。

本方宜少量频服,即一服药煎两次合并后200～300ml,1～2小时服一次,一天分4～5次服完,有利于发汗退热。

医案 患儿,高某,女,5岁。2015年11月12日初诊。发热3天,热峰39.5℃。畏寒,咳嗽,不剧,痰不易咳,流清涕,胃纳欠振,大便偏干。咽红,双侧扁桃体Ⅱ度肿大,心肺(一),舌红,苔薄腻,脉浮数。既往有化脓性扁桃体炎病史。血常规及C反应蛋白检查无殊。中医辨证外感风寒,郁而化热。治拟疏宣清解化痰。处方:柴胡6g,黄芩6g,葛根15g,羌活6g,三叶青6g,桔梗6g,甘草6g,蝉蜕3g,僵蚕6g,浙贝母9g,杏仁6g,大力子6g。3剂。

二诊:服药次日热退,晨起少许咳嗽,有痰不易咳,纳平,大便偏干,咽红肿,舌红,苔薄腻微黄,脉滑。治拟清宣化痰。处方:桔梗6g,甘草6g,浙贝母9g,杏仁6g,竹沥半夏6g,前胡9g,大力子6g,蝉蜕3g,僵蚕6g,姜黄6g,陈皮6g。5剂而愈。

按语:患儿外感风寒后,表邪未解,而又化热入里,治当辛凉解肌,兼清里热,表里双解。以退热五味汤解外之风寒,加黄芩清泄里热,浙贝母、杏仁、大力子、三叶青、竹沥半夏清肺化痰。诸药合用,透表清热,表里双解,标本兼治,疗效显著。

(王海云)

退热五味汤

退热五味应谨记,柴葛羌芷三叶青,
解肌清热治表里,外感发热莫忘它。

四 逆 散

【出　典】

汉张仲景《伤寒论》。

《伤寒论》第 318 条："少阴病，四逆，其人或咳，或悸，或小便不利，或腹中痛，或泄利下重者，四逆散主之。"

【经典组成】

甘草（炙）　枳实（破，水渍，炙干）　柴胡　芍药　各十分

【经典用法】

上四味，各十分，捣筛，白饮和服方寸匕，日三服。

【功　用】

透邪解郁，疏肝理脾。

【主　治】

1.阳郁厥逆证。手足不温，或身微热，或咳，或悸，或小便不利，脉弦。

2.肝脾气郁证。胁肋胀闷，脘腹疼痛，或泄利下重，脉弦等。

【解　读】

四逆散药仅四味，其中柴胡疏肝解郁，升发阳气，透邪外出为君药；白芍养血柔肝，缓急止痛为臣药，与柴胡合用，以敛阴和阳，条达肝气，且可使柴胡升散而无耗阴伤血之弊。佐以枳实理气解郁，泄热破结，与柴胡为伍，一升一降，加强舒畅气机之功，并奏升清降浊之效；与白芍相配，又能理气和血，使气血调和。使以甘草，调和诸药，益脾和中。全方不燥不腻，不寒不热，共奏透邪解郁、疏肝理脾之效。

【方论精选】

金成无己《注解伤寒论》:"四逆散以散传阴之热也。《内经》曰'热淫于内,佐以甘苦,以酸收之,以苦发之'。枳实、甘草之甘苦,以泄里热;芍药之酸,以收阴气;柴胡之苦,以发表热。"

明李梴《医学入门》:"以邪渐入深,则手足渐冷,是以枳实之苦,佐甘草以泻里热;芍药之酸,以收阴气;柴胡之苦,以发表热。经曰:'热淫之内,以酸收之,以苦发之。'是也。如咳者,肺寒气逆,下痢者,肺与大肠为表里,加五味子以收逆气,干姜以散肺寒;悸者,气虚而不能通行,心下筑筑然悸动,加桂枝以通阳气;小便不利,加茯苓以淡渗之;里虚腹痛,加附子以补虚;泄利后重,下焦气滞也,加薤白以泄气滞。"

清张璐《张氏医通》:"柴胡为来路之引经,亦藉以为去路之向导;用枳实者,扫除中道,以修整正气复回之路也。夫阴为阳扰,阳被阴埋,舍和别无良法,故又需芍药以和其营,甘草以和其胃,胃气和而真阳敷布,假证愈而厥逆自除。"

【儿科应用】

四逆散儿科常用剂量:柴胡 6~9g,白芍 6~12g,炒枳壳 3~6g(多不用枳实),炙甘草 3~6g。常规水煎,温服,每日 2 次。

盛老师临床常以四逆散加味,用于治疗小儿厌食、腹痛、积滞、呕吐等消化系统病证,辨证属肝脾失和者,或手足不温,属气滞阳郁厥逆者。辨证要点为胃纳不思、脘腹不舒或疼痛、手足不温、脉弦等。

根据小儿脏腑娇嫩的特点,临床去枳实,改枳壳。盛老师认为,四逆散是调和肝脾方剂中的最基本之方,以疏理肝脾之气为主要作用。如患儿脘腹胀满、呕吐、苔白腻、气滞湿阻,可合二陈汤;若患儿舌质偏淡、大便偏溏、脾胃虚弱,可去枳壳,加太子参、白术、木香、姜半夏;若患儿舌质偏红、大便干结、苔黄腻、气滞食积化热,可酌加黄芩、姜竹茹、炒莱菔子;若患儿嗳腐、口臭、苔白厚腻、饮食积滞,可酌加鸡内金、山楂、麦芽消积导滞。

医案 患儿,李某,女,6 岁。2015 年 11 月 29 日初诊。反复腹痛半年。患儿半年前始腹痛,以脐周为主,反复发作,发时痛苦不堪,发作间期无不适,发时无呕吐、腹泻,无发热,无咳嗽流涕,平素胃纳欠振,大便偏干,日解一次,夜寐不宁。经当地医院就诊,腹部 B 超提示"肠系膜淋巴结炎",其余检查未见异常。查体:营养发育可,面色少华,呼吸平稳,咽无充血,心肺听诊无殊,腹软,无明显压痛,未触及包块,舌红,苔薄花剥,脉细弦。腹部 B 超:肠系膜淋巴结增大,最大1.60cm×0.67cm。西医诊断:肠系膜淋巴结炎。中医诊断:腹痛。证候诊断:肝脾不调证。治拟调和肝脾。处方:柴胡6g,白芍10g,炒枳壳6g,炙甘草6g,山药10g,太子参10g,生白术12g,生麦芽12g,佛手10g,淮小麦30g,大枣15g。14剂。

二诊:患儿服药后,腹痛发作明显减少,发时腹痛较前好转,胃纳增加,大便正常,舌红,苔薄,舌尖略剥,脉细滑。治拟原法出入,上方加北沙参6g。继服14剂。随访半年,腹痛未发。

按语:患儿腹痛反复,时作时止,痛而无形,长期胃纳欠振,大便偏干,苔薄花剥,脉细弦,乃素体脾脏气阴不足、运化不及、气机失常、肝脾失和。选四逆散疏肝理脾,四君子汤去茯苓益气健脾,山药、白芍滋养脾阴,合甘麦大枣汤养心安神,和中缓急,佛手理气不伤阴。全方健脾气,养脾阴,疏肝理气,养心安神。方证相应,诸症悉愈。

（王海云）

四逆散

四逆散里用柴胡,芍药枳实甘草须,
此是阳郁成厥逆,疏肝理脾奏效奇。

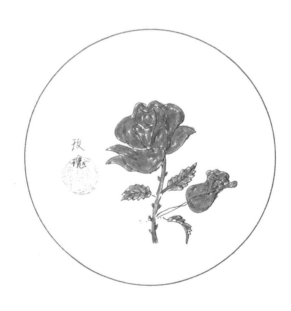

疏肝理脾汤

【出　　典】

盛丽先教授经验方。

【组　　成】

柴胡 6～9g　白芍 9～12g　枳壳 3～6g　炙甘草 3～6g　姜半夏 6～9g
陈皮 6g　茯苓 9g　白术 9g　桔梗 3～6g

【用　　法】

每日一剂,水煎 100～200ml,分 2～3 次服。

【功　　用】

疏肝理气,健脾燥湿。

【主　　治】

小儿厌食、腹痛、积滞、呕吐等。症见胃纳不思、脘腹胀满或不舒或疼痛、恶心呕吐、大便失调、舌质淡红、苔白腻、脉弦等。

【解　　读】

本方由四逆散、二陈汤加白术、桔梗而成。四逆散是疏肝理气基本方,二陈汤健脾燥湿,再加白术助其健脾之力,佐以桔梗、枳壳二药一升一降,宣通上下,顺应脾升胃降之势,气机通畅,脾胃健运,湿、食、痰、积随之而消,诸症即除。

【儿科应用】

盛老师临床以本方加减,用于治疗小儿厌食、腹痛、积滞、呕吐等消化系统疾病,辨证属肝脾失和、气滞湿阻者。辨证要点为脘腹不舒或疼痛、恶心呕吐、大便失调、舌质淡红、苔白腻、脉弦。无论寒、热、虚、实,酌情加减一两味药即可。本方药性偏温燥,契合脾喜燥恶湿之特性。若舌质红、苔花剥、大便干结等属胃阴不足之厌食、呕吐、腹痛者,则不宜用本方。

临证需加减:若患儿大便偏溏,舌质偏淡,脾胃虚弱,去枳壳,加太子参、木香;若患儿大便干结,舌质偏红,苔黄腻,气滞食积化热,酌加黄芩、姜竹茹、炒莱菔子;若嗳腐、口臭、苔白厚腻者,酌加鸡内金、山楂、麦芽消积导滞。

医案 患儿,李某,女,10 岁 1 个月。2015 年 10 月初诊。反复腹痛半年。患儿半年前始腹痛,晨起明显,以脐周及上腹部为主,时作时止,时轻时重,胃纳欠振,无呕吐、腹泻,无发热,无咳嗽流涕,平素喜食零食、饮料。曾在当地医院就诊,B 超检查提示"肠系膜淋巴结肿大",呼气试验阴性。予"肠胃康"口服,未见好转。患儿就诊时精神可。体重 29kg,身高 142cm。咽不红,腹软,无压痛,平素大便正常,舌淡红,苔白腻,脉弦。腹部 B 超:肠系膜淋巴结增大,最大 1.51cm×0.77cm。中医辨证属肝脾失和,气滞湿阻。治宜疏肝理气,健脾燥湿,予疏肝理脾汤加减。处方:柴胡 6g,炒白芍 10g,炒枳壳 6g,炙甘草 6g,姜半夏 9g,茯苓 10g,陈皮 6g,炒白术 10g,桔梗 6g,生麦芽 12g,炒鸡内金 9g。7 剂。

二诊:患儿腹痛明显好转,胃纳增加,大便正常,舌淡红,苔薄白,脉弦。前方去鸡内金,加山药 12g,继服 1 周。随访 3 个月,腹痛未发,胃纳正常。

按语:患儿饮食失调,致脾失健运,气滞湿阻,而影响肝失疏泄,以致肝脾不调,腹痛频作。予疏肝理脾汤疏肝理气,健脾燥湿,佐以消食化积,服药后脾气健运,肝气调达,气机畅通,腹痛消失。

(连俊兰)

疏肝理脾汤

疏肝理脾夏陈术,四逆散中桔梗苓,
肝脾不和湿阻滞,运用得当效堪夸。

逍 遥 散

【出　典】

宋《太平惠民和剂局方》。

【经典组成】

甘草(微炙赤)半两　当归(去苗,锉,微炒)　茯苓(去皮)　白芍药　白术
(麸炒)　柴胡(去苗)　各一两

【经典用法】

上为粗末,每服二钱,水一大盏,烧生姜一块切破,薄荷少许,同煎至七分,
去渣热服,不拘时候。

【功　用】

疏肝解郁,养血健脾。

【主　治】

肝郁血虚脾弱证。两胁作痛,头痛目眩,口燥咽干,神疲食少,或月经不调,
乳房胀痛,脉弦而虚者。

【解　读】

本方既有柴胡疏肝解郁,又有当归、白芍养血柔肝,尤其当归之芳香可以行
气,味甘可以缓急,更是肝郁血虚之要药。白术、茯苓健脾去湿,使运化有权,气
血有源。炙甘草益气补中,缓肝之急,虽为佐使之品,却有襄赞之功。生姜烧
过,温胃和中之力益专。薄荷少许,助柴胡疏肝郁而生之热。如此配伍既补肝
体,又助肝用,气血兼顾,肝脾并治,立法全面,用药周到,故为调和肝脾之名方。
诸药相配,体现了肝脾同治,重在治肝之法。

【方论精选】

清张秉成《成方便读》:"夫肝属木,乃生气所寓,为藏血之地,其性刚介,而喜条达,必须水以涵之,土以培之,然后得遂其生长之意。若七情内伤,或六淫外束,犯之则木郁而病变多矣。此方以当归、白芍之养血,以涵其肝;苓、术、甘草之补土,以培其本;柴胡、薄荷、煨生姜俱系辛散气升之物,以顺肝之性,而使之不郁,如是则六淫七情之邪皆治,而前证岂有不愈者哉?本方加牡丹皮、黑山栀各一钱,名加味逍遥散。治怒气伤肝,血少化火之证。故以牡丹皮之能入肝胆血分者,以清泄其火邪。黑山栀亦入营分,能引上焦心肺之热,屈曲下行,合于前方中自能解郁散火,火退则诸病皆愈耳。"

清赵羽皇《古今名医方论》:"肝苦急,急食甘以缓之。肝性急善怒,其气上行则顺,下行则郁,郁则火动而诸病生矣。故发于上则头眩耳鸣,而为目赤;发于中则胸满胁痛而或作吞酸;发于下则少腹疼疝而或溲溺不利;发于外则寒热往来,似疟非疟。凡此诸证,何莫非肝郁之象乎?而肝木之所以郁,其说有二:一为土虚不能升木也,一为血少不能养肝也。盖肝为木气,全赖土以滋培,水以灌溉。若中土虚,则木不升而与郁;阴血少,则肝不滋而枯。方用白术、茯苓者,助土得以升木也;当归、芍药者,益营血以养肝也;薄荷解郁;甘草和中;独柴胡一味,一以厥阴之报使,一以升发诸阳。经云:木郁则达之。遂其曲直之性,故名逍遥。其内热外盛者,加牡丹皮解郁热,炒栀子清内热,此加味逍遥散之义也。"

【儿科应用】

逍遥散儿科常用剂量:柴胡 6～9g,茯苓 6～10g,白芍药 6～12g,麸炒白术 6～10g,当归 6～10g,炙甘草 3～6g。现代用法:共为粗末,每服 6～9g,煨姜、薄荷少许,共煎汤温服,每日 3 次。亦可作汤剂,水煎服,每日 2 次。亦有丸剂,每次 6～9g,每日 2 次。

盛老师临床常以本方加减,用于治疗小儿单纯性乳房早发育、月经不调等病证,辨证属肝郁血虚脾弱者。辨证要点为乳房胀痛,面色欠华,月经前后不定期,脉细弦。

本方之特点乃既补肝体,又助肝用,气血兼顾,肝脾同治,使肝体得畅,血虚得养,脾虚得补,诸证自愈。

对性早熟、乳房提早发育者,可酌加橘核、荔枝核、郁金理气散结;对舌质偏红、苔少、便干者,酌加知母、黄柏、生地黄、龟板滋阴清热。若神疲食少、气短乏力,可酌加太子参、黄芪;若经前心情急躁、乳房胀痛,可酌加牡丹皮、栀子清肝热。

医案 患儿,赵某,女,7岁6个月。2013年9月15日初诊。患儿右侧乳房硬结伴疼痛半个月。查体:右侧乳房硬结,大小约1.0cm×1.0cm,压痛明显。子宫卵巢B超检查未见异常。体重22kg,身高128cm。其家人述其最近情绪波动较大,较以往易激动,夜晚入睡较困难,舌红,苔薄黄,脉弦细数。西医诊断:性早熟。治拟疏肝健脾,软坚散结。处方:炒柴胡10g,炒白芍10g,当归10g,甘草6g,茯苓10g,浙贝母10g,生地黄9g,橘核10g,牡丹皮9g,焦山栀6g,生麦芽10g,广郁金9g。7剂。

二诊:患儿乳房疼痛减轻,睡眠改善,情绪稳定,继进上方月余,硬结疼痛消失。

三诊:患儿病情已稳,继予成药逍遥丸缓进1个月以固疗效。随访1年,生长发育与同龄儿童无异。

按语:现代研究认为,性早熟的发生病因复杂,多为进食某些滋补品或含生长激素饲料喂养的禽畜类食物,或误服某些药物等导致。机体阴阳平衡失调,阴虚火旺,相火妄动,肝郁化火,或血虚肝郁等,临床见证有虚有实,辨证为肝郁血虚气滞者,予逍遥散加减治疗效果较好。

(傅大治)

逍 遥 散

逍遥散用归芍柴,苓术甘草姜薄偕,
疏肝养血兼理脾,丹栀加入热能排。

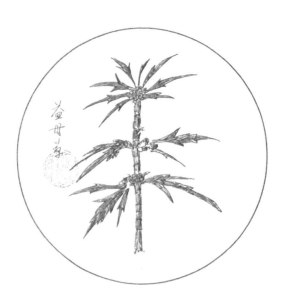

五 积 散

【出　　典】

宋《太平惠民和剂局方》。

【经典组成】

　　白芷　川芎　甘草(炙)　茯苓(去皮)　当归(去芦)　肉桂(去粗皮)　芍药　半夏(汤洗七次)　各90g　陈皮(去白)　枳壳(去瓤,炒)　麻黄(去根、节)　各180g　苍术(米泔浸,去皮)720g　干姜120g　桔梗(去芦头)360g　厚朴(去粗皮)120g

【经典用法】

　　上除肉桂、枳壳二味别为粗末外,一十三味同为粗末,慢火炒令色转,摊冷,次入肉桂、枳壳末令匀。

【功　　用】

　　散寒祛湿,理气活血,化痰消积。

【主　　治】

　　外感风寒,内伤生冷证。症见腹痛、腹胁胀痛,恶心欲吐,寒热往来,饮食不进,舌淡胖,苔白腻,脉沉细。

【解　　读】

　　五积散载于《太平惠民和剂局方》,由麻黄、肉桂、白芷、干姜、苍术、厚朴、陈皮、半夏、茯苓、甘草、白芍、当归、川芎、枳壳、桔梗组成,原书主治"调中顺气,除风冷,化痰饮"。汪昂称其为"解表温中除湿之剂,去痰消痞调经之方",归入表里之剂。方中麻黄开表逐邪于外,干姜温胃散寒于中,白芷散阳明之邪,川芎散厥阴之邪,当归养血益营,白芍敛营和血,茯苓渗湿和脾气,半夏除痰燥湿邪,枳壳泻逆气以止吐,厚朴宽中州以止泻,肉桂暖血温营,苍术强脾燥湿,桔梗清咽膈,陈皮理胃气,甘草和解表里,调和诸药,生姜散寒邪,葱白通气。上药使表里两解,则脾胃调和,腹痛吐泻止,身疼发热除。该方既有散寒行滞之麻黄、肉桂、白芷、干姜,又含平胃燥湿之平胃散、理气化痰之二陈汤、升降气机之枳桔散、调和营血之当归芍药散。一方之中内含诸名方,能散"寒积、食积、气积、血积、痰积",而名五积散。

【方论精选】

清汪昂《医方集解》:"此阴阳表里通用之剂也。麻黄、桂枝所以解表散寒,甘草、芍药所以和中止痛,苍术、厚朴平胃土而祛湿,陈皮、半夏行逆气而除痰,芎、归、姜、芷入血分而祛寒湿,枳壳、桔梗利胸膈而清寒热,茯苓泻热利水,宁心益脾,所以为解表温中除湿之剂,去痰消痞调经之方也。一方统治多病,惟活法者变而通之。"

清喻昌《医门法律》:"按此一方,能治多病,粗工咸乐用之。而海藏云:麻黄、桂、芍、甘草,即各半汤也;苍术、甘草、陈皮、厚朴,即平胃散也;枳壳、桔梗、陈皮、茯苓、半夏,即枳杏二陈汤也。又川芎、当归治血,兼干姜、厚朴散气。此数药相合,为解表、温中、泄湿之剂,去痰、消痞、调经之方。虽为内寒外感表里之分所制,实非仲景表里麻黄、桂枝、姜、附子的方也。"

清张璐《伤寒绪论》:"此方本平胃为主,参以二陈,专主内伤生冷;又合桂枝、麻黄,但少杏仁,故兼治外感寒邪;加以四物去地,而合甘草、干姜,为治血中受寒之圣药;枳、桔、甘草并为清气治嗽;白芷一味为都梁丸,专走阳明而治风热头痛;桂、苓、甘、术换苍术以涤饮散邪,使饮半从表散;内藏小半夏茯苓汤,令未尽之饮乃从小便而驱之。古人以消食必先涤饮,发散必用辛温,此虽类集十余方而不嫌冗杂者,得辛温散邪之大旨也。但杂合复方,原不拘全用,如无血病,无藉芎、归;设不咳嗽,何烦枳、桔?若非头痛,都梁奚取?苟或有汗,麻黄安施?要在临床谛审出入,斯可与言复之妙用也。"

【儿科应用】

五积散儿科常用剂量:白芷 6～9g,川芎 6～9g,甘草(炙)3～6g,茯苓 6～10g,当归 6～9g,肉桂 1～3g,炒白芍 6～12g,姜半夏 6～10g,陈皮 3～6g,炒枳壳 3～6g,麻黄(去根、节)3～6g,苍术 6～10g,干姜 3～6g,桔梗 3～6g,厚朴 6～9g。常规水煎,温服,每日 2 次。

盛老师临床常以五积散为基本方加减,用于治疗小儿功能性腹痛、慢性胃炎、胃溃疡等病证，症见腹痛、纳差者。四诊尤重舌诊和脉诊，以舌淡胖、苔白腻、脉沉细为辨证要点。

五积散中内寓柔筋缓急的芍药甘草汤、行气理血的枳实芍药散、调肝理脾的当归芍药散，此三方出自《伤寒论》《金匮要略》，为古今医家治疗腹痛常用方，可见炒白芍为腹痛要药，临床重用效果更佳。

盛老师临证配伍喜用生麻黄，重用炒白芍。舌淡胖、苔白腻为素体阳气不足，内有寒湿、痰饮、食积之证。但邪实正虚须分急缓，脉沉细又示邪实内郁，患儿内有实邪阻滞，虽诸积夹杂但以寒邪为主，苔白主寒，素体阳气不足而更易中寒。寒气客于小肠膜原之间、络血之中，气血稽留不行，夹湿、痰、食，宿昔而成积。寒邪入中，收引拘急，最能致痛。散寒止痛诸药，当推麻黄效宏。生麻黄用于阴寒凝聚所致腹痛，取其轻扬上达，既透寒邪出皮肤、毛孔外，又深入痰凝积血之中，发越人体阳气，所谓"离照当空，阴霾自散"。但注意中病即止，以防发散太过。

医案 患儿，裘某，男，13岁。2010年1月23日初诊。反复腹痛3个月余。患儿腹痛反复发作，发作周期不一，遇寒易发，发时痛苦不堪、蜷缩喜卧，无呕吐、腹泻、发热，发作间歇无不适，平素胃纳不思，大便偏干，小便正常，曾在杭州各大医院往返诊治，已排除腹型紫癜、癫痫、阑尾炎、泌尿系结石等疾病，B超示"肠系膜淋巴结炎"，胃镜"慢性浅表性胃炎"。经解痉、通便、调节肠道微生态等治疗后腹痛可暂时缓解，不日又痛。刻诊：面色苍白，呈痛苦貌，腹软，全腹压痛，无包块，舌质淡胖，苔白厚腻，脉沉细。既往体质尚可，喜食冷饮和饮料。家族中无相关病史。诊断：腹痛，寒邪凝滞、气血瘀结证。治以辛散温通为先，拟五积散加减：生麻黄6g，肉桂3g，白芷10g，苍术10g，川厚朴10g，干姜9g，姜半夏10g，陈皮6g，云茯苓10g，甘草6g，桔梗6g，枳壳6g，炒白芍15g，川芎6g，炒当归12g。5剂。

二诊：患儿服药后偶有腹痛，不甚，大便通畅，舌淡胖，苔白腻，脉细。上方加减：生麻黄6g，肉桂3g，白芷10g，苍术10g，川厚朴10g，干姜9g，姜半夏10g，陈皮6g，云茯苓10g，甘草6g，桔梗6g，枳壳6g，炒白芍30g，川芎6g，炒当归12g，延胡索10g。再进7剂。

三诊：患儿近一周未发腹痛，胃纳渐增，舌淡胖，苔白腻，脉细。上方去生麻黄、肉桂，加炒薏苡仁15g，白豆蔻6g，苦杏仁9g，再进7剂。

四诊：患儿腹痛未再发作，纳便正常，舌淡胖，苔薄腻，脉细。治拟健脾益气，以六君子汤加减善后。

按语：患儿素喜冷饮而有内伤湿冷之虞，遇寒腹痛明显，为寒邪同气相求之意,结合舌淡胖、苔白厚腻、脉沉细之征,故病因病机为寒邪夹诸积凝滞中焦,搏结肠间,气不得行,血不得散,寒邪凝滞,气血痰结,不通则痛。法以温通为先。应用五积散加减治疗后,使脏腑阴邪得除,经脉气血复通,故腹痛止。

(连俊兰)

五 积 散

五积散治五般积,麻黄苍芷归芍齐,
枳桔桂苓甘草朴,川芎两姜半陈皮,
发表温里活血瘀,祛湿化痰兼顺气。

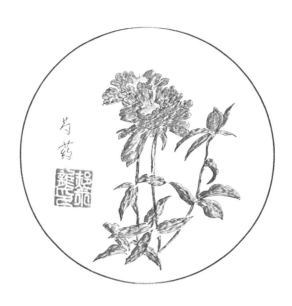

芍药甘草汤

【出　典】

汉张仲景《伤寒论》。

《伤寒论》第 29 条："伤寒脉浮，自汗出，小便数，心烦，微恶寒，脚挛急，反与桂枝欲攻其表，此误也。得之便厥，咽中干，烦躁，吐逆者，作甘草干姜汤与之，以复其阳。若厥愈足温者，更作芍药甘草汤与之，其脚即伸……"

【经典组成】

白芍药（酒洗）　甘草（炙）　　各四两

【经典用法】

上两味，以水三升，煮取一升五合，去滓，分温再服。

【功　用】

调和肝脾，缓急止痛。

【主　治】

津液受损，阴血不足，筋脉失濡所致诸证。腿脚挛急，心烦，微恶寒，肝脾不和，脘腹疼痛。

【解　读】

芍药甘草汤由芍药、甘草组成。方中甘草性味甘平，入脾、胃、肺经。梁陶弘景《名医别录》言："甘草温中下气，能通经脉，利血气，解百毒。"唐甄权《药性论》云："甘草主腹中冷痛。"由此可见，甘草具有补中益气、温中、解毒之功。芍药酸寒，入肝、脾经，功以养血柔肝，缓中止痛，主治胸腹胁肋疼痛。二药合用，具有调和肝脾、养血柔肝、缓急止痛之效。

【方论精选】

清柯韵伯《伤寒来苏集》："脚挛急,是脾不能为胃行津液以灌四旁,故足挛急。用甘草以生阳明之津,芍药以和太阴之液,其脚即伸。"

清程国彭《医学心悟》："芍药甘草汤,止腹痛如神。脉迟为寒,加干姜;脉洪为热,加黄连;脉缓为湿,加苍术、生姜;脉涩伤血,加当归;脉弦伤气,加芍药。"

清张璐《伤寒绪论》："有脉数心烦而躁,至夜不宁者,为血虚,芍药甘草汤。"

【儿科应用】

芍药甘草汤儿科常用剂量:炒白芍 6～15g,炙甘草 3～6g。常规水煎,温服,每日 2 次。

盛老师临床常以芍药甘草汤为基本方,加减治疗小儿功能性腹痛、小儿抽动症、荨麻疹等疾病,证属肝脾不和者。辨证要点为面色少华,神疲乏力,纳差,舌淡红,苔薄白等。

小儿脾常不足,喂养不当或饮食不节极易导致脾胃运化失职,日久土虚木亢,肝脾不和,气机失常,出现腹痛时发。芍药甘草汤正合此意,临证时可随证加味,如疼痛明显,可加醋元胡、枳壳;大便干,舌苔厚,可加连翘、莱菔子;大便稀,怕冷,可加桂枝、柴胡。

小儿抽动症多因肝血不足、血不养筋、肝风内动而致,以筋肉痉挛、缩脖、皱眉、眨眼为主要症状。现代儿童学习压力大,功课繁多,又因电子产品的普及,大多数儿童时常处于精神紧张的状态,肝木不能调达,经筋失去濡养,然脾胃虚弱不能运化精微物质以满足机体所需,故出现缩脖、皱眉、眨眼、扭嘴巴等症状,初起轻者主要以眨眼为主。治以酸甘养阴、养血柔肝,可以芍药甘草汤加味。盛老师临证常加葛根以生津,加蝉蜕、钩藤以平肝熄风,加白术、茯苓以健脾益气。

医案一 患儿,赵某,女,5 岁。2014 年 5 月 10 日初诊。反复腹痛 1 周。发作时手足冷,缩身曲腿,面色苍白,排气后缓解,发作后神疲,胃纳欠佳,夜寐不安,二便正常。平素爱食生冷,脾气急躁。查体:咽淡红,苔白,腹部压痛,以脐周为著,呈阵发性,无反跳痛。治以温中散寒,调和肝脾。方用芍药甘草汤加味:炒芍药 15g,炙甘草 6g,桂枝 6g,木香 3g,醋元胡 9g,当归 9g,川芎 9g。5 剂后症状好转。后以芍药甘草汤合理中汤善后。

按语:患儿素来饮食贪凉,易伤中焦脾阳,脾胃虚弱。脾气急躁,肝气乘脾,肝脾不和,气机失常,出现腹痛时发,发作后神疲,胃纳欠佳。予芍药甘草汤加味调和肝脾,缓急止痛,药后症状好转,后合理中汤善后。

医案二 患儿,陈某,女,6岁。2016年10月10日初诊。眨眼2个月,伴摇头加重3天。眨眼、摇头、点头,喉中发声,注意力不集中,面色少华,脾气急躁,多汗,胃纳欠佳,夜寐不安,大便偏干,舌红,苔薄黄,脉弦数。诊断为小儿抽动症,证属肝旺脾虚证。予芍药甘草汤加味:葛根20g,炒白芍15g,当归9g,远志9g,茯神9g,钩藤6g,伸筋草9g,蜂房6g,防风6g,甘草6g,大枣6g,生姜3片。7剂。嘱减轻思想压力,多予鼓励,增加户外活动,减少用眼时间。

二诊:患儿摇头抽动幅度及频率减轻,偶有点头及喉中发声,眨眼频率减低,大便偏干,舌略红,苔薄白。上方加菊花、枳壳、白术,继服7剂。

三诊:患儿诸症明显好转,偶有眨眼。予芍药甘草汤、枳术丸、四君子汤调善2周,诸症皆愈。

按语:患儿长期精神紧张,户外活动少,肝木不能调达,经筋失去濡养,小儿脾常不足,运化功能较弱,不能满足精微物质所需,而见眨眼、摇头、点头、喉中发声、注意力不集中等表现。予芍药甘草汤加味调和肝脾,养血柔肝。二诊症减,上方加菊花平肝、枳壳理气、白术健脾。三诊诸症渐愈,予芍药甘草汤、枳术丸、四君子汤调理以善后。

(连俊兰)

芍药甘草汤

芍药甘草两药投,筋挛拘急足趾抽,
苦甘化阴利血统,滋阴柔肝效立彰。

半夏泻心汤

【出　　典】

汉张仲景《伤寒论》《金匮要略》。

《伤寒论》第 149 条："伤寒五六日,呕而发热者,柴胡汤证具,而以他药下之,柴胡证仍在者,复与柴胡汤。此虽已下之,不为逆,必蒸蒸而振,却发热汗出而解。若心下满而鞕痛者,此为结胸也,大陷胸汤主之。但满而不痛者,此为痞,柴胡不中与之也,宜半夏泻心汤。"

《金匮要略·呕吐哕下利病脉证并治第十七》："呕而肠鸣,心下痞,半夏泻心汤主之。"

【经典组成】

半夏(洗半升)　黄芩　干姜　人参　甘草(炙)　各三两　黄连一两　大枣(擘)十二枚

【经典用法】

上七味,以水一斗,煮取六升,去滓,再煮,取三升,温服一升,日三服。

【功　　用】

寒热平调,消痞散结。

【主　　治】

寒热错杂之痞证。心下痞,但满而不痛,或呕吐,肠鸣下利,舌苔腻而微黄。

【解　　读】

半夏泻心汤为辛开苦降法代表方剂,平调寒热,调畅脾胃,升降气机。方用黄连、黄芩苦寒降泄除其热,干姜、半夏辛温开结散其寒,佐以参、草、枣甘温益气补其虚,七味相配,寒热并用,辛开苦降,补气和中,自然邪去正复,气得升降,诸证悉平。

【方论精选】

宋庞安时《伤寒总病论》:"设下后津液入里,胃虚上逆,寒结在心下,故宜辛甘发散。半夏下气,苦能除湿,兼通心气。又甘草力大,故干姜、黄连不能相恶也。"

清陈蔚《伤寒论浅注补正》:"痞者否也,天气不降,地气不升之义也。芩、连大苦以降天气,姜、枣、人参甘以升地气,所以转否而为泰也。君以半夏者,因此证起于呕,取半夏之降逆止呕如神。亦即小柴胡汤去柴胡加黄连,以生姜易干姜是也。"

清吴谦《医宗金鉴·订正金匮要略注》:"呕而肠鸣,肠虚而寒也;呕而心下痞,胃实而热也,并见之,乃下寒上热,肠虚胃实之病也。故主之以半夏泻心汤,用参、草、大枣以补正虚,半夏以降客逆,干姜以胜中寒,芩、连以泻结热也。"

清柯韵伯《伤寒来苏集》:"凡呕家夹热者,不利于香砂橘半,服此方而宴如。"

【儿科应用】

半夏泻心汤儿科常用剂量:姜半夏 6～9g,黄芩 6～9g,干姜 3～6g,太子参 6～9g,炙甘草 3～6g,黄连 1～3g,大枣 10～15g。常规水煎,温服,每日 2 次。

盛老师临床常以本方加减,用于治疗小儿急慢性胃肠炎、胃食管反流病、消化性溃疡等病证,辨证属中气虚弱、寒热互结者。辨证要点为恶心,呕吐,上腹部不舒或胀满或痛,但按之软而不硬、肠鸣,或大便次数增多,或不成形,甚则腹泻,唇舌多偏红,舌苔多黄腻,或黄白相兼。

半夏泻心汤配伍巧妙,方义精深,是后世辛开苦降之祖方。该方原为治小柴胡汤证因误下而伤其中气、寒热互结、痞塞不通之痞证的名方,经过长期临床应用,发现这种配伍对许多症候有显著的疗效,大大拓展了原方的应用范围。但总结所治的各种症候,均不离湿热(或痰热)交结、寒热互错、虚实兼夹。该治法的核心是将黄芩、黄连之苦降,配伍干姜、半夏之辛开,一苦一辛,一降一升,可将湿热(痰热)交结、寒热互错、虚实兼夹的疾病分而治之,各个击破,使疾病痊愈。

半夏泻心汤用药微苦微辛,寒热基本平衡,可视症候不同而有所侧重,偏寒加重半夏、干姜;偏热加重黄芩、黄连。症状基本消除,唯余痰饮者可予二陈汤、六君子汤等善后。临床应用时尚需注意阴虚火旺者忌用。

医案 患儿,曾某,女,9岁10个月。2014年5月12日初诊。上腹部不适伴呕吐4~5年,再发2个月余。患儿多于进食后出现上腹部胀满疼痛,随之呕吐,为胃内容物,无泛酸,无嗝气,时有半夜腹痛,晨起口臭,头痛,不甚,大便2~3日一行。2013年在浙江大学医学院附属儿童医院查胃镜示:十二指肠球炎,浅表性胃炎(中度糜烂),幽门螺杆菌快速尿素酶试验(一)。体重20kg,身高125cm。面色偏黄,腹软,无明显压痛,未触及包块,舌质偏红,苔黄腻,脉细弦。治拟寒热平调,和胃降逆。处方:姜半夏9g,黄芩6g,黄连3g,干姜6g,炙甘草6g,太子参9g,炒枳壳6g,大枣10g,柴胡6g,炒白芍10g,旋覆花(包煎)9g,神曲10g。14剂。

二诊:患儿饮食后腹痛好转,未呕吐,胃纳渐增,易疲劳,日前又感冒咳嗽,当地医院治疗后咳减未净,大便1~2日1次,面色欠华,舌质红,苔薄腻,脉细弦。治拟疏肝健脾,和胃降逆。处方:姜半夏9g,太子参9g,茯苓10g,炒白术10g,陈皮6g,甘草6g,柴胡9g,炒白芍10g,枳壳6g,炒谷芽12g,蒲公英15g,旋覆花(包煎)9g。后以此方加减治疗月余,诸症悉愈。

按语:患儿上腹部不适伴呕吐日久,饮食后胀满,晨起口臭,大便偏干,面色偏黄,腹软不硬,舌质偏红,苔黄腻,脉细弦。乃寒热错杂,虚实夹杂。故以半夏泻心汤加减。方中半夏泻心汤寒热平调、和胃降逆,四逆散调和肝脾,旋覆花降逆止呕,神曲消积。全方辛开苦降,攻补兼施,调和寒热。二诊腹痛好转,胃纳渐增,腻苔渐消,以六君子汤合四逆散健脾疏肝助运。

(王海云)

半夏泻心汤

半夏泻心黄连芩,干姜甘草与人参,
大枣合之治虚痞,法在降阳而和阴。

犀角地黄汤

【出　　典】

唐孙思邈《备急千金要方》。

【经典组成】

犀角（水牛角代）一两　生地黄半斤　芍药三分　牡丹皮一两

【经典用法】

上药四味，㕮咀，以水九升，煮取三升，分三服。

【功　　用】

清热解毒，凉血散瘀。

【主　　治】

热入血分证。

1.热扰心神，身热谵语，舌绛起刺，脉细数。

2.热伤血络，斑色紫黑、吐血、衄血、便血、尿血等，舌红绛，脉数。

3.蓄血瘀热，喜忘如狂，漱水不欲咽，大便色黑、易解等。

【解　　读】

犀角地黄汤原名芍药地黄汤，出自东晋陈延之《小品方》（原书已佚，今见《外台秘要》引卷二《小品方》）。该方用于治疗伤寒及温病，应发汗而不发之，内有蓄血，其人脉大来迟，腹不满，自言腹满以及鼻出血，吐血不尽，内有瘀血，面黄，大便黑者。为热毒炽盛于血分、迫血妄行所致出血而设。叶天士《外感温热篇》云："入血就恐耗血动血，直须凉血散血。"历代医家多认为该方是温病血分证之代表方，主要用于治疗热入血分证。近年来，由于方中主药犀角属稀缺、禁售之品,故多以水牛角代之,但仍不失其清热凉血、化瘀解毒之良方美誉。水牛角清心肝而解热毒,直入血分而凉血,为方中君药;臣以生地清热凉血,养阴生津;白芍养血敛阴,助生地凉血和营泄热;牡丹皮清热凉血,活血散瘀共为佐使。四药合用,共成清热解毒、凉血散瘀之剂。

【方论精选】

唐王焘《外台秘要》卷二录《小品方》:"伤寒及温病应发汗而不汗之,内蓄血者,及鼻衄、吐血不尽,内余瘀血,面黄,大便黑,消瘀血方。"

明赵献可《医贯》:"犀角地黄汤乃是衄血之本方。若阴虚火动吐血或咳咯者,可以借于成功;若阳虚劳力及脾胃虚者,俱不宜。犀角水兽也,焚犀可以分水,可以通天。鼻衄之血,从任督而至巅顶,入鼻中,惟犀角能下入肾水,由肾脉而上引。地黄滋阴之品,故为对证。"

清吴谦《医宗金鉴·删补名医方论》:"吐血之因有三:曰劳伤,曰努伤,曰热伤。劳伤以理损为主;努损以去瘀为主;热伤以清热为主。热伤阳络则吐衄;热伤阴络则下血,是汤治热伤也。故用犀角清心去火之本,生地凉血以生新血,白芍敛血止血妄行,牡丹皮破血以逐其瘀。此方虽曰清火,而实滋阴;虽曰止血,而实去瘀。瘀去新生,阴滋火熄,可为探本穷源之法也。"

【儿科应用】

犀角地黄汤儿科常用剂量:水牛角 15~30g,生地黄 6~12g,芍药 6~12g,牡丹皮 6~9g。现代作汤剂,水煎,温服,每日 2 次;水牛角片先煎,余药后下。

盛老师临床常用于治疗小儿过敏性紫癜、败血症等疾病,辨证属血分热盛者。

犀角地黄汤用于治疗小儿紫癜的主要病机是热入血分,迫血妄行而发斑,故紫癜鲜红,量多或斑片状。若量少,瘀呈暗红色不甚鲜,犀角(水牛角代)不用或少用。并注意酌加荆芥、防风、羌活、独活等祛风药,尤其对外邪入里引起者。若紫癜色淡而稀、便溏、舌淡等气不摄血,则不宜用本方。临床上合并关节疼痛者,可酌加牛膝;合并腹痛者,加白芍;合并尿血者,加白茅根、小蓟等;合并便血者,加槐花、地榆等。治疗期间应防止外感,卧床休息,限制活动。

目前临床因抗生素的及时应用,小儿败血症多不会发展至血分热盛的阶段,如高热反复不退,伴皮疹色红、舌红绛者,亦可予犀角地黄汤加减。

医案　患儿,赵某,女,8 岁。2013 年 4 月 10 日初诊。双下肢紫癜 2 周余。在当地医院住院治疗,诊断为过敏性紫癜。治疗后皮疹渐消退。出院后,紫癜反复,以下肢为主,紫癜鲜红色、量多,无便血,咽红,纳便正常,尿检无殊。舌质红,苔白腻,脉滑。辨证:湿热内蕴,热迫血行。治拟凉血清利,祛风化湿,以犀角地黄汤加味。处方:水牛角 15g,生地黄 9g,赤芍 9g,牡丹皮 9g,荆芥 6g,防风 6g,姜半夏 9g,蝉蜕 6g,白茅根 30g,茜草 9g,紫草 10g。14 剂。

二诊:治疗 2 周,患儿紫癜明显消退,偶发,量少,能自行消退,无腹痛,无关节痛,纳便正常,咽红,舌淡红,苔薄腻,脉细弦。尿检正常。治拟益气升阳,清热除湿。处方:姜半夏、炒白术、茯苓、甘草、柴胡、独活、防风、陈皮、紫草、白茅根、牡丹皮。颗粒剂各 1 包,7 剂。继服 7 剂,病情稳定,紫癜已隐,舌净纳可,二便均调。随访半年,未见新发。

按语:患儿初诊时紫癜色鲜红、量多,咽红,便干,舌质红,苔白腻,脉细滑,中医辨证湿热内蕴,热邪炽盛,迫血妄行。方选犀角地黄汤加味。方中犀角地黄汤加紫草凉血清热,荆芥、防风、蝉蜕祛风泄热,清透达邪,白茅根、茜草凉血清利,姜半夏燥湿,佐制凉药。服药 2 周,紫癜明显消退,但湿热未尽,故二诊健脾升阳,清热除湿,另加凉血止血清利之品,标本兼顾。方证相应,效如桴鼓。

(王海云)

犀角地黄汤

犀角地黄芍药丹,血热妄行吐衄斑,
蓄血发狂舌质绛,凉血散瘀病可痊。

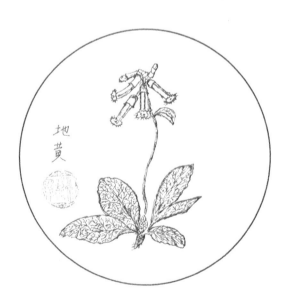

清瘟败毒饮

【出　　典】

清余师愚《疫疹一得》。

【经典组成】

生石膏大剂六两至八两,中剂二两至四两,小剂八钱至一两二钱　小生地大剂六钱至一两,中剂三钱至五钱,小剂二钱至四钱　犀角(水牛角代)大剂六两至八两,中剂三两至五两,小剂二两至四两　真川连大剂四钱至六钱,中剂二钱至四钱,小剂一钱至一钱半　山栀子　桔梗　黄芩　知母　赤芍　玄参　连翘　甘草　牡丹皮　鲜竹叶(以上十味,原书未著用量)

【经典用法】

先煮石膏数十沸,后下诸药。

【功　　用】

清热解毒,凉血泻火。

【主　　治】

瘟疫热毒,充斥内外,气血两燔证。大热渴饮,头痛如劈,干呕狂躁,谵语神昏,视物昏瞀,或发斑疹,或吐血、衄血,四肢或抽搐,或厥逆,脉沉数,或沉细而数,或浮大而数,舌绛唇焦。

【解　　读】

清瘟败毒饮是气血两清的代表方剂,由白虎汤、犀角地黄汤、黄连解毒汤三方加减而成。方中重用石膏配知母、甘草,法白虎剂,意在清热保津;黄连、黄芩、栀子共用,仿黄连解毒汤,意在通泻三焦火热;犀角(水牛角代)、生地黄、赤芍、牡丹皮相配,即犀角地黄汤,意在清热解毒,凉血散瘀;加入连翘、玄参"解散浮游之火";桔梗、竹叶取其"载药上行",共奏清瘟败毒之功。

【方论精选】

清余师愚《疫疹一得》:"此十二经泄火之药也。斑疹虽出于胃,亦诸经之火有以助之。重用石膏直入胃经,使其敷布于十二经,退其淫热;佐以黄连、犀角、黄芩泄心肺火于上焦,牡丹皮、栀子、赤芍泄肝经之火,连翘、玄参解散浮游之火,生地、知母抑阳扶阴,泄其亢甚之火,而救欲绝之水,桔梗、竹叶载药上行,使以甘草和胃也。此皆大寒解毒之剂,故重用石膏,先平甚者,而诸经之火自无不安矣。"

冉小峰《历代名医良方注释》:"本方为大寒解毒之剂。方中综合白虎、犀角地黄、黄连解毒三方加减,合为一方。白虎汤清阳明经大热,犀角地黄汤清营凉血,黄连解毒汤泻火解毒,加竹叶清心除烦,桔梗、连翘载药上行。共奏清热解毒,凉血救阴之功。"

【儿科应用】

清瘟败毒饮儿科常用剂量:生石膏 15～30g,生地黄 6～12g,水牛角 15～30g,黄连 1～3g,栀子 3～6g,桔梗 3～6g,黄芩 6～9g,知母 6～9g,赤芍 6～9g,玄参 6～9g,连翘 6～9g,甘草 3～6g,牡丹皮 6～9g,淡竹叶 6～9g。石膏、水牛角先煎,后下诸药,温服,每日 2 次。

盛老师临床常以本方加减,用于治疗儿科杂病,如过敏性紫癜、紫癜性肾炎、传染性单核细胞增多症、川崎病等病证。只要抓住热毒火邪充斥内外、气血两燔的病机特点,即可应用本方。

清瘟败毒饮虽是为治疗温热病所设,但运用并不局限于传染病。盛老师认为整个方剂以清泄气分大热为主,并清血分之热,防止温邪直入营血,且清中有透,清透相合使邪有出路,遵循温病"先安未受邪之地""入营尤可透热转气"的治疗原则。

如过敏性紫癜、紫癜性肾炎儿科发病率高,累及消化道易出现危症、重症,肾脏损害严重者常预后较差,加入中医药治疗具有重要的临床意义。盛老师在运用清瘟败毒饮治疗时抓住两个辨证要点:一是急性起病阶段,表现为热证、实证;二是皮肤紫癜鲜红稠密或尿镜检红细胞较多甚则肉眼血尿,舌质红,苔黄腻,脉滑数。若热毒不甚、紫癜渐退,则去石膏、知母、黄连、焦山栀、水牛角;若以血尿为主,则酌加茜草、白茅根、紫草、地榆、侧柏叶、小蓟草;若见蛋白尿,则酌加玉米须、泽泻、蝉蜕;若见发热、咳嗽、咽痛等外感风热症状,则酌加金银花、牛蒡子、荆芥、淡豆豉。

关于本方剂量,余氏根据疫证轻重而制定了生石膏、生地黄、犀角(水牛角代)、川黄连的不同用量,原书用法云"六脉沉细而数,即用大剂;沉而数者用中剂;浮大而数者用小剂"。盛老师临床多取小剂,一因火毒邪气尚轻浅,二因小儿生机蓬勃、脏气清灵,稍拨即应。

医案 患儿,李某,男,11岁。2017年8月16日初诊。双下肢皮疹半月余。皮疹稠密,色鲜红,纳欠振,大便干结,舌质红,苔黄腻,脉滑数。西医诊断:过敏性紫癜。中医诊断:血证,血热妄行。治拟清热解毒,凉血止血。处方:水牛角30g,生石膏30g,生地黄9g,黄连3g,知母9g,连翘6g,赤芍6g,玄参9g,牡丹皮9g,紫草9g,桔梗9g,蝉蜕6g,甘草9g。7剂。

二诊: 皮疹隐退,大便转润,治拟原法出入。继守上方去生石膏、黄连、水牛角,加姜半夏9g。继服14剂。药后诸恙均和,随访年余,未见新发。

按语: 过敏性紫癜以皮疹为主时可归中医学"血证"范畴。本案因邪热入血,迫血妄行,血溢脉外而成,治拟清热解毒,凉血止血。方选清瘟败毒饮加减治疗,药证相符,契合病机,疹退人和。

(王其莉)

清瘟败毒饮

清瘟败毒地连芩,丹膏栀草竹玄参,
犀角翘芍知桔梗,泻火解毒亦滋阴。

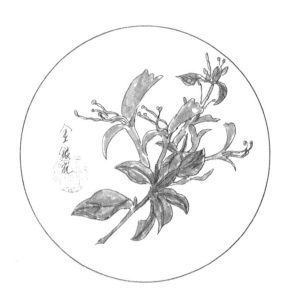

化 斑 汤

【出　典】

清吴鞠通《温病条辨》。

【经典组成】

石膏一两　知母四钱　生甘草三钱　玄参三钱　犀角(水牛角代)二钱
白粳米一合

【经典用法】

水八杯,煎取三杯,日三服。滓再煎一盅,夜一服。

【功　用】

清气凉血。

【主　治】

气血两燔之发斑。发热,或身热夜甚,外透斑疹,色赤,口渴或不渴,脉
数等。

【解　读】

化斑汤出自清吴鞠通《温病条辨》"太阴温病,不可发汗,发汗而汗不出者必
发斑疹……发斑疹者,化斑汤主之……",主治太阴温病发斑,具有清气血、除邪
热、消斑疹等功效。阳明之火灼伤血络,血溢脉外发为斑疹,故取白虎汤清解阳
明之热,石膏清泄肺胃之热,知母清肺金而泻火,两药配伍而清阳明独盛之热;
甘草补脾益气,调和诸药;白粳米益胃生津,乃阳明燥金之岁谷也。叶天士《临
证指南医案》云"入血就恐耗血动血,直须凉血散血",肌肤发斑乃为邪入营血之
象,取犀角、玄参以清热凉血。

【方论精选】

清吴鞠通《温病条辨》："此热淫于内,治以咸寒,佐以苦甘法也,前人悉用白虎汤。作化斑汤者,以其为阳明证也,阳明主肌肉,斑家遍体皆赤,自内而外,故以石膏清肺胃之热,知母清金保肺,而治阳明独胜之热,甘草清热解毒和中,粳米清胃热而保胃液,白粳米阳明燥金之岁谷也。本论独加元参、犀角者,以斑色正赤,木火太过,其变最速。但用白虎燥金之品,清肃上焦,恐不胜任,故加元参,启肾经之气,上交于肺,庶水天一气,上下循环,不致泉源暴绝也。犀角咸寒,禀水木火相生之气,为灵异之兽,具阳刚之体,主治血毒蛊注,邪鬼瘴气,取其咸寒,救肾水以济心火,托斑外出,而又败毒辟瘟也。再病至发斑,不独在气分矣,故加二味凉血之品。"

【儿科应用】

化斑汤儿科常用剂量:生石膏15～30g,知母6～9g,生甘草3～6g,玄参6～9g,水牛角15～30g。现代用法:作汤剂,水煎,温服,每日2次。

盛老师临床常以此方加减治疗小儿紫癜、脓毒血症、荨麻疹等病证,辨证属气血两燔者,尤其对小儿过敏性紫癜临床应用较多。

小儿过敏性紫癜中医病机除热外,往往还夹杂风、湿、瘀,故病程迁绵,反复发作,急性期、迁延期及肾损期治疗亦有所差异。化斑汤合犀角地黄汤主要用于初期急性期,皮疹量多鲜红,辨证热迫血行之证型。这种证型往往患儿素体阳热,内有郁热,又外感风热,入里化热,里热益盛,迫血灼络而成紫癜,以凉血清热为主,佐以祛风、除湿、活血等法。常配伍荆芥、防风、羌活、独活等祛风药。

医案 患儿,顾某,女,4岁。2015年3月19日初诊。反复双下肢皮疹1个月。患儿1个月前在无明显诱因下双下肢出现皮疹,量多,色鲜红,无明显瘙痒,伴踝关节痛,无腹痛,不发热。于当地医院就诊,诊断为"过敏性紫癜"。住院治疗后好转,出院后皮疹反复不已,当地服中药治疗未见好转,尿常规检查正常,胃纳正常,口臭,大便干结(服中药后仍偏干)。咽不红,双下肢紫癜,量多,对称分布,色鲜红,压之不褪色,舌质偏红,苔薄黄腻,脉滑。辅助检查:尿常规正常。中医诊断:紫癜,热迫血行证。西医诊断:过敏性紫癜。治法:凉血清热祛风。处方:水牛角、生地黄、牡丹皮、赤芍、生石膏、知母、玄参、姜半夏、蝉蜕、独活、荆芥、防风。颗粒剂各1包,7剂。

二诊:紫癜偶发,量少,以臀部为主,色鲜红,胃纳正常,大便转润,尿检正常,咽不红,舌质红,苔薄腻,脉滑。拟上方去荆芥、防风,加羌活、白芍。颗粒剂各 1 包,14 剂。药后紫癜消退,随访 3 个月未反复。

按语: 患儿口气秽,大便干结,舌质偏红乃胃火偏亢,胃为多气多血之腑,胃热每致血分亦热,热迫血行,而致紫癜反复出现,色鲜红。此为阳证发斑,法宜随其机而导之,拟化斑汤清气凉血,反复不已入血分合犀角地黄汤凉血散瘀,荆芥、防风、蝉蜕祛风,独活引药下行,姜半夏和胃,佐制凉药。全方寒温同用,气血两清,紫癜退而未发。

(王海云)

化 斑 汤

吴鞠通创化斑汤,药用石膏和元参,
再加粳米草知母,凉血解毒燔热清。

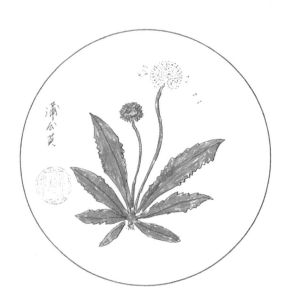

升 降 散

【出　　典】

清杨栗山《伤寒温疫条辨》。

【经典组成】

白僵蚕(酒炒)6g　全蝉蜕(去土)3g　姜黄(去皮)9g　川大黄(生)12g

【经典用法】

共研细末,和匀。据病之轻重,分2~4次服,用黄酒、蜂蜜调匀冷服。中病即止。

【功　　用】

升清降浊,散风清热。

【主　　治】

温热、瘟疫。头面肿大,咽喉肿痛,胸隔满闷,呕吐腹痛,发斑出血,丹毒,谵语狂乱,不省人事,胸膈烦热。

【解　　读】

本方以僵蚕为君,蝉蜕为臣,姜黄为佐,大黄为使,米酒为引,蜂蜜为导,六法俱备,而方乃成。僵蚕味辛苦,气薄,喜燥恶湿,得天地清化之气,轻浮而升阳中之阳,故能胜风除湿,清热解郁,从治膀胱相火,引清气上朝于口,散逆浊结滞之痰也;蝉蜕气寒无毒,味咸且甘,为清虚之品,能祛风而胜湿,涤热而解毒;姜黄气味辛苦,性温,无毒,祛邪伐恶,行气散郁,能入心脾二经,建功辟疫;大黄味苦,大寒,无毒,上下通行,亢盛之阳,非此莫抑;米酒性大热,味辛苦而甘,令饮冷酒,欲其行迟,传化以渐,上行头面,下达足膝,外周毛孔,内通脏腑经络,驱逐邪气,无处不到;蜂蜜甘平无毒,其性大凉,主治丹毒斑疹,腹内留热,呕吐便秘,欲其清热润燥,而自散温毒也。盖取僵蚕、蝉蜕,升阳中之清阳;姜黄、大黄,降阴中之浊阴。一升一降,内外通和,而杂气之流毒顿消矣。

升降散虽然药仅四味,但药少力专效宏,具有简、便、廉、验的优点,故广为后世医师采用。近代著名医家蒲辅周、赵绍琴两位先贤对之推崇备至。蒲老认为本方治疗"温疫疗效很好",提出"瘟疫之升降散,犹如四时温病之银翘散",曾用本方加味治痄腮等。赵老更撷取其精华,灵活变通,治愈多种外感、内伤疾患。现代医家在继承杨氏学术思想的基础上,积极进行临床研究,大大拓展升降散的适应范围,广泛应用于传染性、感染性疾患。

【方论精选】

清陈良佐《二分析义》:"考之本草,蚕气温味辛,为清化之品,升清阳而降浊阴,散邪火而除邪热,则烦躁解而口不渴矣。盖蚕必三眠三起,眠者皆病而不食也,起者皆愈而能食也。僵者,合箔皆僵,用以治合家皆病之热疫,因其气味相感而以意使之也,故为君。蝉气寒无毒,味咸而甘,为清虚之品,处极高而守廉不食,吸风得清阳之真气,故能去湿散风,饮露得太阴之精华,故能涤热解毒,以不食之物而治乏食之病,其义深其理妙。蜕者,退也,俾人退去其病,脱然无恙,亦因其气味相感而以意使之也,故为臣。姜黄性味辛苦,大寒无毒。藏器谓其除邪热消毒,苏颂喜其辟恶祛邪,能治血中之气,建功逐疫,故为佐。大黄苦寒无毒,亢甚之阳非此莫抑,苦能泄火,兼能补虚,荡涤肠胃,化食调中,安和五脏,推陈致新,能戡定祸乱,所以有将军之号,时疫烦热,非此不除,故为使。米酒性热,其味苦辛而甘,用冷酒,欲其上行头面,遍达肌肤,内通十二经络,外周八万四千毛窍,逐邪驱祟,无处不到,和血行气,助药杀毒,故为引。蜂蜜甘平无毒,弘景云蜜功有五,清热、补中、解毒、润燥、止痛,生则性凉,故能清热,熟则性温,故能补中,甘而和平,故能解毒,柔而濡泽,故能润燥,缓可去急,故能止心腹肌肉疮疡之痛,功和百药,故为导。"

【儿科应用】

升降散儿科常用剂量:蝉蜕 3～6g,僵蚕 3～6g,姜黄 6～9g,生大黄 1.5～6g(或制大黄 3～9g)。大便干结者,用生大黄;大便正常者,用制大黄。常规水煎,温服,每日 2 次。

盛老师临床常以本方加减,用于治疗小儿感冒、流行性感冒、急性扁桃体炎、化脓性扁桃体炎、流行性腮腺炎等病证。其病机关键是"外感风热,内蕴邪热"。辨证要点为咽红、舌红苔薄黄或黄腻、脉浮滑或浮数。

升降散是治疗温热病的重要方剂之一。僵蚕、蝉蜕,升阳中之清阳;姜黄、大黄,降阴中之浊阴。阴阳相配,表里双解,升降同施,寒温并用,可谓配伍精妙。临床多用于化脓性扁桃体炎患儿。此类患儿平时饮食多荤,体质偏热,痰、热、食互滞,又加外感触发。故急性发作时,若口臭、舌苔白腻者,则多酌加鸡内金、麦芽、山楂消食运滞;高热反复者,酌加柴胡、黄芩、葛根;咽红肿痛者,酌加大力子、三叶青、射干等。

医案一 患儿,李某,女,4岁6个月。2016年3月9日初诊。发热2天。患儿前天夜间出现发热,热峰39.5℃,畏寒,服布洛芬混悬液后热降复升,不咳嗽,无鼻塞流涕,胃纳欠振,大便干结,2~3日一行,咽红,双侧扁桃体Ⅱ度肿大,可见脓性分泌物,舌质红,苔黄腻而干,脉滑数。辅助检查:白细胞计数13.0×10⁹/L,中性粒细胞百分比80.0%,C反应蛋白40mg/L。家属自服头孢克洛缓释片2天。中医诊断:乳蛾。证候诊断:风热外袭,肺胃蕴热。西医诊断:急性化脓性扁桃体炎。治法:疏风清热,解毒利咽。处方:蝉蜕6g,僵蚕6g,姜黄6g,制大黄6g,桔梗6g,甘草6g,柴胡6g,黄芩6g,葛根15g,浙贝母9g,羌活9g,蒲公英15g。3剂。

二诊: 热退,少许咳嗽,有痰,大便通,胃纳增加,咽红,扁桃体Ⅱ度肿大,无分泌物,舌质红,腻苔渐化,脉滑。治拟清宣利咽,化痰助运。处方:蝉蜕6g,僵蚕6g,姜黄6g,桔梗6g,甘草6g,柴胡6g,黄芩6g,杏仁6g,浙贝母9g,姜半夏9g,炒枳壳6g,生山楂10g。5剂而愈。

按语: 患儿素体肺胃蕴热,复外感风热,热毒上攻,痰火互结,燔灼咽喉,而致乳蛾。方选升降散加味升清降浊,疏风清热。急乳蛾的治疗必须祛风重于清热,不能因其热、火,甚则毒,而一味苦甘清热,应用大量大青叶、黄芩、蒲公英、夏枯草等,苦寒清热必须与祛风宣解辛凉之品同用,如牛蒡子、薄荷、蝉蜕、僵蚕等,"火郁发之"之理,如杨氏升降散之意。

医案二 患儿,寿某,男,6岁6个月。2015年3月9日初诊。入睡打鼾半年余。患儿半年来入睡即打鼾明显,无鼻塞流涕,夜间偶咳嗽,干咳。于当地医院耳鼻咽喉科就诊,查X线示腺样体肥大,建议手术治疗。家属拒绝,转诊中医。胃纳正常,大便偏干。既往有反复扁桃体炎病史。咽红,扁桃体Ⅲ度肿大,无脓性分泌物,舌淡红,苔根腻,脉滑。辅助检查:X线示腺样体肥大。中医诊断:乳蛾。证候诊断:痰热互结证。西医诊断:慢性扁桃体炎,腺样体肥大。治法:清宣通窍散结。处方:蝉蜕6g,僵蚕6g,姜黄6g,制大黄6g,桔梗6g,甘草6g,白芷9g,石菖蒲6g,浙贝母10g,元参9g,威灵仙10g,穿破石10g,枳壳6g。7剂。

二诊:药后鼾减未净,夜间偶咳,无鼻塞流涕,纳欠振,大便转润,咽稍红,扁桃体Ⅲ度肿大,舌淡红,苔薄腻,脉滑。治拟上方加减。处方:蝉蜕6g,僵蚕6g,桔梗6g,甘草6g,白芷9g,石菖蒲6g,浙贝母10g,元参9g,枳壳6g,生牡蛎30g,炒鸡内金9g,生麦芽12g,黄芪10g。继服7剂,咳止鼾净。

按语:患儿反复扁桃体炎,痰热互结,扁桃体肥大,腺样体肥大,故夜寐打鼾。以升降散升清降浊,清宣利咽,白芷、石菖蒲通窍化痰,威灵仙、穿破石、浙贝母软坚散结,玄参利咽。服药后鼾减,大便转润,去大黄、姜黄、威灵仙、穿破石,以防久用正气受损,另加生牡蛎软坚散结,鸡内金、生麦芽消积,黄芪益气扶正。

(王海云)

升 降 散

升降散用蝉僵蚕,姜黄大黄也开煎,
表里三焦大热症,寒温条辨用之先。

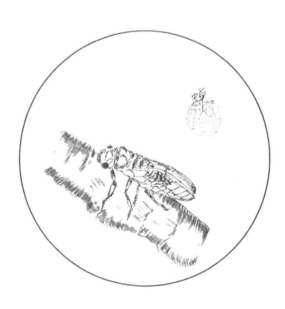

导 赤 散

【出　　典】

宋钱乙《小儿药证直诀》。

【经典组成】

生地黄　木通　生甘草梢　各等分

【经典用法】

上药为末,每服三钱,水一盏,入竹叶同煎至五分,食后温服。

【功　　用】

清心利水养阴。

【主　　治】

心经火热证。心胸烦热,口渴面赤,意欲饮冷,以及口舌生疮;或心热移于小肠,小便赤涩刺痛,舌红,脉数。

【解　　读】

本方证乃心经热盛或移于小肠所致。心火上炎而又阴液不足,故治法不宜苦寒直折,而宜清心与养阴兼顾,利水以导热下行,使蕴热从小便而泄。方中生地甘寒而润,入心肾经,凉血滋阴以制心火;木通苦寒,入心与小肠经,上清心经之火,下导小肠之热,两药相配,滋阴制火而不恋邪,利水通淋而不伤阴,共为君药。竹叶甘淡,清心除烦,淡渗利窍,导心火下行,为臣药。生甘草梢清热解毒,尚可直达茎中而止痛,并能调和诸药,还可防木通、生地之寒凉伤胃,为方中佐使。四药合用,甘寒合用苦寒,滋阴利水为主,滋阴而不恋邪,利水而不伤阴,泻火而不伐胃,共收清热利水养阴之效。

【方论精选】

宋钱乙《小儿药证直诀》卷下："治小儿心热。视其睡,口中气温,或合面睡,及上窜咬牙,皆心热也。心气热则心胸亦热,欲言不能而有就冷之意,故合面睡。"

清吴谦《医宗金鉴·删补名医方论》："赤色属心,导赤者,导心经之热从小肠而出,以心与小肠为表里也,然所见口糜舌疮,小便黄赤,茎中作痛,热淋不利等证,皆心热移于小肠之证,故不用黄连直泻其心,而用生地滋肾凉心,木通通利小肠,佐以甘草梢,取易泻最下之热,茎中之痛可除,心经之热可导也,此则水虚火不实者宜之,以利水而不伤阴,泻火而不伐胃也,若心经实热,须加黄连竹叶,甚者更加大黄,亦釜底抽薪之法也。"

【儿科应用】

导赤散儿科常用剂量:生地黄6~12g,通草1~3g,生甘草3~6g,淡竹叶6~9g。现代用法:常规水煎,温服,每日2次。

盛老师临床常以导赤散加减治疗小儿口腔炎、鹅口疮、夜啼等病证,辨证属心经有热者;血尿、急性泌尿系感染,辨证属下焦湿热者,亦可加减用之。

钱乙导赤散是根据小儿稚阴稚阳、易寒易热、易虚易实、病变快速的特点,治实证当防其虚,治虚证应防其实。故治心经火热,取清热与养阴之品配伍,利水而不伤阴,泻火而不伐胃,滋阴而不恋邪,最宜于小儿。导赤散是治心经火热证的常用方,又是体现清热利水养阴治法的基础方。《医宗金鉴》以"水虚火不实"概括本方证之病机。临床应用本方,以小儿烦躁、口渴、口舌生疮或小便赤涩、舌红、脉数为辨证要点。若心火较盛,则可酌加黄连以清心泻火;心热移于小肠,小便涩痛,可酌加车前子、茯苓以增清热利水之力。

医案 患儿,黄某,男,6岁。2012年9月5日初诊。口腔疼痛伴低热2天。2天前始低热,热峰37.8℃,口腔痛,口水多,无咳嗽、流涕,无呕吐、腹泻,大便偏干,胃纳减少,小便黄。咽充血,扁桃体Ⅰ度肿大,齿龈红,舌尖及口腔黏膜溃疡,唇舌红,苔白腻,脉浮弦。查血常规及C反应蛋白无殊。辨证属外感风热,心脾积热。治拟疏风散热,清心消积,凉血。处方:连翘9g,生地黄9g,淡竹叶9g,甘草6g,桔梗6g,通草2g,蝉蜕3g,黄芩6g,炒枳壳6g,生麦芽10g,鸡内金9g。5剂愈。

按语:患儿素体心脾积热,外感风热后,低热反复,外邪入里化热,熏灼口舌牙龈,形成口腔溃疡。以导赤散清心泻火养阴,连翘、蝉蜕疏散风热,麦芽、鸡内金消食化积。

(傅大治)

导 赤 散

导赤生地与木通,草梢竹叶四般攻,
口糜淋痛小肠火,引热同归小便中。

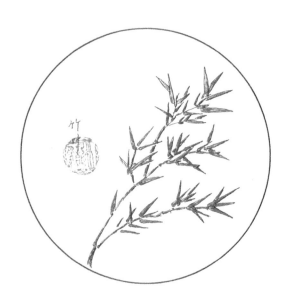

泻 白 散

【出　　典】

宋钱乙《小儿药证直诀》。

【经典组成】

地骨皮　桑白皮（炒）　各一两　甘草（炙）一钱

【经典用法】

上药锉散，入粳米一撮，水二小盏，煎七分，食前服。

【功　　用】

清泻肺热，止咳平喘。

【主　　治】

肺热喘咳。气喘咳嗽，皮肤蒸热，日晡尤甚，舌红苔黄，脉细数。

【解　　读】

本方所治为肺有伏火郁热。方中桑白皮甘寒性降，专入肺经，清泻肺热，止咳平喘，为君药。地骨皮甘寒入肺，可助君药清降肺中伏火，且有养阴之功，为臣药。君臣相合，清泻肺火，以复肺气之肃降。粳米、炙甘草养胃和中，为佐使药。四药合用，共奏泻肺清热、止咳平喘之功。

【方论精选】

明吴昆《医方考》："肺火为患，喘满气急者，此方主之。肺苦气上逆，故喘满；上焦有火，故气急，此丹溪所谓气有余便是火也。桑白皮味甘而辛，甘能固元气之不足，辛能泻肺气之有余；佐以地骨之泻肾者，实则泻其子也；佐以甘草之健脾者,虚则补其母也。此云虚实者,正气虚而邪气实也。又曰:地骨皮之轻,可使入肺,生甘草之平,可使泻气,故名以泻白。"

清罗美《古今名医方论》:"《经》云,肺苦气上逆。上逆则上焦郁热,气郁生涎,火郁生热,因而治节不行,壅甚为喘满肿嗽。泻白者,正金之令,驱气之逆,非劫金而泻之也,法使金清则气肃。桑根白皮,禀西方燥金之气,甘辛能入肺而泻气之有余;地骨皮凉平,调不足之阴,能清阴中之火,滋肾子以清母;甘草益土和中,且生能泻火,补母土以食子,泻补交致,金元自正;于以佐桑皮而行诸气之愤郁,鲜不达矣,较之黄芩、知母,苦寒伤胃者远矣。夫火热伤气,救肺之治有三:伤寒邪热侮肺,用白虎汤除烦,此治其标;内症虚火烁阴,用生脉散益阴,此治其本;若夫正气不伤,郁火又甚,则泻白散之清肺调中,标本兼治,又补二方之不及也。"

【儿科应用】

泻白散儿科常用剂量:炙桑白皮 6～10g,地骨皮 6～10g,炙甘草 3～6g。一般不用粳米。现代用法:水煎,温服,每日 2 次。

盛老师临床常以本方加减,用于治疗小儿肺炎或支气管炎、哮喘等病证,辨证属肺热者。临床以咳嗽气急,发热或低热起伏,舌红,苔薄黄腻,脉滑数为辨证要点。

本方清泻肺中伏火以消郁热,乃针对小儿稚阴之素质,兼顾肺为娇脏之特点。方中药物均为较平和之品,而避芩连之苦寒,防其过寒伤正,且有粳米、甘草养胃益肺,使金清气肃,则咳喘可平。肺经热重者,可酌加黄芩、鱼腥草、知母等以增强清肺热之效;阴虚燥热咳嗽者,可酌加川贝母、沙参润肺止咳。

> **医案** 患儿,陶某,女,1 岁 10 个月。2013 年 12 月 23 日初诊。咳嗽 2 天,气喘 1 天。患儿 2 天前起咳嗽,初起咳嗽不剧,伴有鼻塞、鼻流清涕,口服头孢克肟治疗。昨起咳嗽加剧,伴气喘来诊。症见:咳嗽阵作,夜间尤剧,气促喘息,喉间痰鸣,咽红,肺部可闻及哮鸣音及少许粗湿啰音,舌红苔薄腻,指纹偏紫。患儿既往有喘息病史。中医辨证:外感风寒,痰热内蕴,治以疏风宣肺,清肃化痰。处方:炙麻黄 3g,杏仁 6g,甘草 3g,桑白皮 6g,地骨皮 6g,竹沥半夏 6g,浙贝母 6g,紫苏子 6g,莱菔子 6g,葶苈子(包煎)6g,地龙 3g,黄芩 3g。7 剂。患儿 2 剂后喘息止,再服 5 剂后咳嗽净。

按语：患儿初起咳嗽、鼻塞、鼻流清涕为风寒犯肺，旋即入里化热，灼津炼液成痰，痰热互结，壅阻气道，宣降失司，故咳嗽气喘；其咽红，舌红苔薄腻，指纹偏紫皆痰热之象。全方宣降清肃同用，使气道畅通，痰热得除。

（傅大治）

泻 白 散

泻白桑皮地骨皮，甘草粳米四般宜，
参茯知芩皆可入，肺热喘嗽此方施。

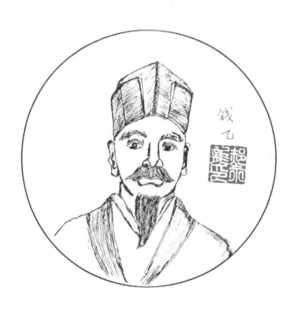

桑白皮汤

【出　　典】

源《景岳全书》引《医林》方。

【经典组成】

桑白皮　半夏　苏子　杏仁　贝母　山栀　黄芩　黄连（原书未著用量）

【经典用法】

水二盅，姜三片，煎八分，温服。

【功　　用】

清肺降气，化痰止咳。

【主　　治】

痰热郁肺之喘证。症见喘咳气涌，胸部胀痛，痰多黏稠色黄，或夹血色，伴有胸中烦热、身热、有汗、渴喜冷饮、面红、咽干、尿赤、大便秘结，苔黄或腻，脉滑数。

【解　　读】

桑白皮汤以桑白皮为君药，取其甘寒以降，主入肺经，清肺火，泻肺气，平咳喘。半夏、苏子、杏仁其性主降，降气化痰，止咳平喘，为臣药。贝母甘苦性寒，清肺化痰，黄芩、黄连、栀子苦寒之品，清热泻火之力强，能清上焦实火，亦制半、苏、杏之温，合为佐药；入姜三片，取其辛散温通之性，冲合诸药苦寒，为使药。诸药配伍，寒温并用，以寒为主，辛开苦降，以降为用，寒以清热，降气化痰，清热有助化痰，因火热炼津便是痰，降气亦助清热，盖气有余便是火，相得益彰，共奏清热化痰、降气平喘之功。

【方论精选】

《景岳全书·杂症谟·喘促》:"外感风寒而惟火盛作喘,或虽有微寒而所重在火者,宜桑白皮汤,或抽薪饮之类主之。"

《景岳全书·古方八阵》寒阵五十二:"治肺气有余,火炎痰盛作喘,药各等分,水二盅,姜三片,煎八分,温服。"

【儿科应用】

桑白皮汤儿科常用剂量:炙桑白皮 6～10g,姜半夏 6～9g,炒苏子 6～9g,杏仁 6～9g,浙贝母 6～9g,山栀 3～6g,黄芩 6～9g,黄连 1～3g。现代用法:常规水煎,温服,每日 2 次。

盛老师临床常以桑白皮汤加减,用于治疗小儿急性支气管炎、支气管肺炎、百日咳综合征等病证,辨证属肺经郁热者。临床应用本方主要是治疗火盛所致诸症,或外邪入里化热者,凡临床表现为痰火阻肺之象者:发热,咳痰黄,喘促,烦燥,舌质偏红,苔黄腻,脉滑数,均可加减应用。

小儿百日咳综合征临床可按初咳期、痉咳期、恢复期三型辨证论治,但治疗的重点是痉咳期。痉咳期以痰热(火)阻肺证型多见,治宜清热泻肺、镇咳涤痰,盛老师多以桑白皮汤加减。恢复期多见于痉咳期后,病程日久,痰火未净而肺阴耗伤,需酌加润肺之药。

根据小儿体质特点,临床常去黄连、山栀之苦寒,免伤小儿脾胃。咳剧者,常配伍葶苈子、百部、地龙清肃肺气,解痉止咳;干咳痰少、苔薄净者,酌加南北沙参、川贝母润肺止咳。

医案 患儿,蔡某,女,1 岁。2013 年 11 月 13 日初诊。咳嗽 20 余天。夜间咳甚,痰不易咳,阵发性痉咳伴呕吐,不发热。于浙江大学医学院附属儿童医院输液半个月,先后用阿奇霉素、青霉素等抗生素,咳嗽未见明显好转。纳便正常,夜寐多汗,咽红,双侧扁桃体 I 度肿大,心(一),两肺呼吸音粗,舌红,苔薄,指纹淡紫。查血常规及胸片均正常。治拟疏宣清润化痰。处方:炙麻黄 3g,杏仁 6g,甘草 3g,炒苏子 6g,葶苈子 4.5g,炙百部 6g,地龙 6g,炙桑白皮 6g,黄芩 3g,竹沥半夏 6g,浙贝母 6g,北沙参 9g,南沙参 6g。7 剂。

二诊:痉咳减少、减轻,夜间仍有痉咳,2～3 次,痰不易咳,大便偏干,胃纳正常,咽红,舌质偏红,苔薄,指纹淡紫。治拟清润肃肺化痰。处方:炙桑白皮 6g,炒苏子 6g,杏仁 6g,浙贝母 6g,竹沥半夏 6g,炙百部 6g,地龙 6g,玄参 6g,麦冬 6g,北沙参 9g,天冬 6g,葶苈子 4.5g。7 剂。

三诊：夜间偶咳，无痉咳，白天不咳，纳便正常，咽稍红，舌质淡红，苔薄，指纹淡紫。治拟益气养阴，润肺化痰。处方：太子参 6g，茯苓 6g，炒白术 6g，甘草 3g，五味子 3g，麦冬 6g，炙百部 6g，北沙参 6g，羊乳参 10g，炙桑白皮 6g，川贝母 3g，陈皮 3g。再进 7 剂，咳止咽不红，诸症皆愈。

按语：此案典型体现了中医辨治小儿百日咳综合征的分期证治。患儿初诊以三拗汤合桑白皮汤加减疏宣清润化痰，服药 1 周，症状稍有减轻，痉咳夜间仍有 2～3 次，且便干、咽红、舌红、苔少，此乃咳久肺阴不足。故二诊去麻黄之辛温，以桑白皮汤加沙参、麦冬等润肺养阴之品。患儿服药后疗效显著，咳嗽明显好转。三诊时仅夜间偶咳，舌质淡红，苔薄，且咳嗽日久，辨证气阴两虚，故以人参五味子汤加减益气养阴、润肺化痰以善后。

（王海云）

桑白皮汤

桑白皮汤半夏苏，杏仁贝母芩连栀，
清泄痰热病根除，痰热郁肺喘可治。

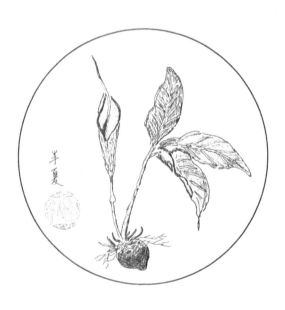

半夏

桔 梗 汤

【出　　典】

汉张仲景《伤寒论》《金匮要略》。

《伤寒论》第 311 条："少阴病,二三日,咽痛者,可与甘草汤;不瘥,与桔梗汤。"

《金匮要略·肺痿肺痈咳嗽上气病脉证并治第七》:"咳而胸满,振寒脉数,咽干,不渴,时出浊唾腥臭,久久吐脓如米粥者,为肺痈,桔梗汤主之。"

【经典组成】

桔梗一两　　甘草二两

【经典用法】

上二味,以水三升,煮取一升,去滓,分温再服。

【功　　用】

宣肺化痰,利咽止痛。

【主　　治】

咽痛,咳吐脓痰黏痰,舌红苔黄,脉数。

【解　　读】

桔梗汤由桔梗、甘草组成。《金匮要略》治肺痈咳而胸满,振寒脉数,咽干,不渴,时出浊唾腥臭,久久吐脓如米粥者。咳而胸满,即因咳而胸满的意思。振寒脉数为有痈脓之候。多咳唾故咽干,里无热故不渴,时出浊唾腥臭以至吐脓如米粥者,为肺痈的明证,宜桔梗汤主之。桔梗宣肺利咽,甘草清热解毒,共奏清热利咽之效,且两者又均有祛痰之功,一宣一清,相得益彰。

【儿科应用】

桔梗汤儿科常用剂量:桔梗 3～9g,甘草 3～9g。现代用法:水煎,温服,每日 2 次。

盛老师临床常以桔梗汤为基本方,配伍应用治疗急慢性咳嗽及咽喉部炎症(如小儿急慢性咽炎、喉炎、扁桃体炎等),以胸胁疼痛或咳吐脓痰浊液为特征的肺炎、支气管炎等,以及鼻窦炎,分泌物多而稠者。

桔梗,性平味苦、辛,归肺经,辛开苦泄,却辛而不燥,苦而不燥,既能开宣肺气,泻火散寒,通利胸膈,清利咽喉,又能宣通气血,祛痰排脓,载药上行。甘草味甘,性平,归心、肺、胃经。生甘草有泻火解毒、润肺祛痰、补脾益气、缓急止痛之功。二药合用,既可宣肺止咳,又能泻火利咽。临证可加枳壳,合桔梗相配一升一降,调畅气机,如盛丽先教授经验方疏宣七味汤、治咳六味汤。小儿哮喘,咳嗽气喘,喉间痰鸣,用桔梗汤宣肺祛痰,常合用三拗汤、三拗三子汤。小儿外感风热,咽喉肿痛之乳蛾,用桔梗汤宣肺利咽,如经验方升降散结汤。

医案 患儿,赵某,男,5 岁。2016 年 12 月 8 日初诊。咳嗽、鼻塞流涕 2 天。咽痒,无发热,少痰,大便正常,胃纳减少,舌淡红,苔薄腻,脉浮缓。患儿平素体质较弱,易感冒,2 天前受凉。治拟宣肺通窍利咽。处方:桔梗 9g,甘草 6g,荆芥 3g,防风 3g,蝉蜕 6g,僵蚕 6g,薄荷 6g,辛夷 6g,白芷 6g,前胡 9g,白前 9g。3 剂。

二诊:患儿鼻塞流涕无,咳嗽好转,有痰,胃纳欠佳,舌苔白腻,以二陈汤加焦三仙善后。

按语:患儿体质较弱,又感风寒,风寒束肺,肺失宣发。予盛丽先教授经验方疏宣七味汤(含桔梗汤)疏散外邪,宣畅肺气,辛夷、白芷宣肺通窍,前胡、白前止咳化痰。二诊肺复宣发,咳嗽好转,以二陈汤加焦三仙治生痰之源而善后。

(连俊兰)

桔 梗 汤

甘草桔梗治咽痛,清热解毒妙堪用,
阴中伏热结于喉,切忌苦寒投此证。

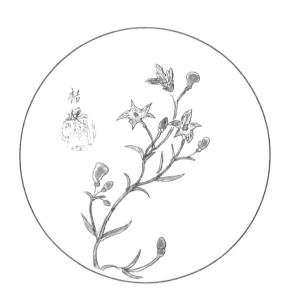

葛根黄芩黄连汤

【出　　典】

汉张仲景《伤寒论》。

《伤寒论》第 34 条："太阳病,桂枝证,医反下之,利遂不止,脉促者,表未解也;喘而汗出者,葛根黄芩黄连汤主之。"

【经典组成】

葛根半斤　甘草(炙)二两　黄芩三两　黄连三两

【用　　法】

上四味,以水八升,先煮葛根,减两升,内诸药,煮取二升,去滓,分温再服。

【功　　用】

解表清里。

【主　　治】

协热下利。身热下利,胸脘烦热,口干作渴,喘而汗出,舌红苔黄,脉数或促。

【解　　读】

葛根黄芩黄连汤是《伤寒论》中以葛根为主药的方剂之一,但是葛根用到半斤则是罕见。葛根味辛性凉,即可解肌热,又可清肠热,还可升胃肠津气。先煎葛根,是取其解肌清肠为主;黄芩、黄连苦寒专清里热,坚阴以止利;甘草扶中护正,调补下利之虚,助正以祛邪。诸药相伍,表解里清则下利止,咳喘平。从本方用药可以看出,治证是表邪少而里热多,可以说仅有三分表证,而七分是里证。

【方论精选】

清尤怡《伤寒贯珠集》:"太阳中风发热,本当桂枝解表,而反下之,里虚邪入,利遂不止,其证则喘而汗出。夫促为阳盛,脉促者,知表未解也。无汗而喘,为寒在表;喘而汗出,为热在里也。是其邪陷于里者十之七,而留于表者十之三,其病为表里并受之病,故其法亦宜表里双解之法。……葛根解肌于表,芩、连清热于里,甘草则合表里而并和之耳。盖风邪初中,病为在表,一入于里,则变为热矣。故治表者,必以葛根之辛凉;治里者,必以芩、连之苦寒也。"

清汪昂《医方集解》:"此足太阳阳明药也,表证尚在,医反误下,邪入阳明之腑,其汗外越,气上奔则喘,下陷则利,故舍桂枝而用葛根,专治阳明之表,加芩连以清里热,甘草以调胃气,不治利而利自止,不治喘而喘自止矣。又太阳表里两解之变法也。"

清柯韵伯《伤寒来苏集》:"邪束于表,阳扰于内,故喘而汗出,利遂不止者,所谓暴注下迫,皆属于热,与脉弱而协热下利不同,此微热在表,而大热入里,固非桂枝芍药所能和,厚朴杏仁所宜加矣。"

【儿科应用】

葛根黄芩黄连汤儿科常用剂量:葛根 9～15g,炙甘草 3～6g,黄芩 6～9g,黄连 3～6g。现代用法:常规水煎,温服,每日 2 次。

盛老师临床常以本方加减,用于治疗急性肠炎、细菌性痢疾、胃肠型感冒等病证,辨证属表证未解,里热甚者。

葛根黄芩黄连汤是《伤寒论》中治热利之方。原方谓"利遂不止"说明其热利之甚。临床多表现为大便色黄黏稠、水样黏液便、气秽、肛门灼热,相当于现代医学之肠炎,中医辨证属湿热泻。无论有无表证均可用之。

腹痛者,酌加白芍柔肝止痛;热痢里急后重者,酌加木香、槟榔行气而除后重;恶心呕吐、苔白腻者,酌加藿香、姜半夏、竹茹;纳差者,酌加麦芽、焦神曲运脾消食。

医案 患儿,李某,男,17 个月。2015 年 5 月 24 日初诊。腹泻 2 天。黏液脓血便,每日 7～8 次,每次量少。便前哭吵,无呕吐。低热,热峰 37.8℃。小便量少,色黄。至浙江大学医学院附属儿童医院就诊,诊断为"急性肠炎"。予呋喃唑酮片口服治疗,未见明显好转。家长遂转诊中医,胃纳欠振。查体:皮肤弹性可,精神尚可,心肺无殊,腹软,未触及包块,舌质偏红,苔薄黄腻,指纹紫滞。大便常规＋大便隐血试验(浙江大学医学院附属儿童医院):白细胞/脓细胞(＋＋),红细胞(＋),大便隐血试验(＋)。中医诊断:泄泻,湿热证。西医诊断:急性肠炎。治拟清热利湿。处方:葛根10g,生黄芩10g,黄连3g,木香6g,炒白芍10g,炒麦芽10g,槐花10g,马齿苋10g,甘草3g。颗粒剂,2剂。一剂服2天,共4天。

二诊:患儿服药后大便日行2次,未见黏液脓血,昨又便中带血丝,胃纳正常,小便量可,舌淡红,苔薄,指纹淡紫。复查大便常规＋大便隐血试验(浙江大学医学院附属儿童医院):白细胞/脓细胞0～3/HP,大便隐血试验阳性。治拟上方加减。处方:葛根10g,生黄芩10g,黄连3g,地锦草10g,炒木香6g,炒白芍10g,炙甘草3g。颗粒剂,2剂。一剂服2天,共4天。

三诊:大便每日1～2次,基本成形,胃纳正常,精神好,舌淡红,苔薄,指纹淡紫。复查大便常规正常。治拟健运脾胃。处方:太子参10g,炒白术10g,茯苓10g,甘草3g,藿香10g,木香6g,葛根10g,炒白芍10g,桔梗6g,防风6g。颗粒剂,3剂。一剂服2天,共6天。大便转实,病去人安。

按语:患儿腹泻黏液脓血便,便前腹痛阵作,小便短黄,胃纳欠振,舌质偏红,苔薄腻,辨证属湿热泻。故选葛根黄芩黄连汤加味。方中葛根升发脾胃清阳之气而止下利,黄芩、黄连、槐花、马齿苋清热解毒利湿,木香、炒麦芽行气止痛、健脾消食,芍药、甘草缓急止痛。全方清热燥湿,行气止痛。复诊时继予七味白术散健运脾胃以善后。

(王海云)

葛根芩连汤

葛根黄芩黄连汤,再加甘草共煎尝,
邪陷阳明成热利,清里解表保安康。

麻黄连翘赤小豆汤

【出　　典】

汉张仲景《伤寒论》。

《伤寒论》第 262 条："伤寒,瘀热在里,身必黄,麻黄连轺赤小豆汤主之。"

【经典组成】

麻黄(去节)　连翘　各二两　赤小豆一升　甘草(炙)二两　生梓白皮一升　杏仁(去皮尖)四十枚　大枣十二枚　生姜(切)二两

【经典用法】

上八味,以潦水一斗,先煮麻黄再沸,去上沫,内诸药,煮取三升,去滓,分温三服,半日服尽。

【功　　用】

疏风清热,利湿散邪。

【主　　治】

湿热蕴郁于内,外阻经络肌肤之病候。症见发热,身黄,小便不利,舌红苔腻,脉浮滑者。

【解　　读】

麻黄连翘赤小豆汤首见于《伤寒论》,最初为湿热发黄所设。方中麻黄、杏仁、生姜辛散表邪,三味药相配,既能发汗,又能开提肺气以利水湿,疏解阳郁之热;连轺(即连翘根,今多用连翘)、赤小豆、桑白皮辛凉而苦,清热利湿解毒;甘草、大枣调和脾胃。该方运用提壶揭盖之法,疏风邪、宣肺气,以通利小便,给邪以出路。方中麻黄、杏仁相伍,一升一降,使肺气调达,宣降有序,通调上焦以恢

103

复水液代谢。麻黄发汗,以祛除在里之湿热之邪;连翘清热燥湿,使邪气从里而化;赤小豆利湿祛邪,使邪从下焦小便而出;大枣、甘草培补中焦。诸药相合,共奏疏风清热、利湿散邪之功。

【方论精选】

清柯韵伯《伤寒附翼·卷上》:"此汤为麻黄汤之变剂也。"

日本吉益东洞《类聚方广义》:"疥癣内陷,一身瘙痒,发热喘咳,肿满者,加反鼻有奇效。生梓白皮采用不易,今权以干梓药或桑白皮代之。"

【儿科应用】

麻黄连翘赤小豆汤儿科常用剂量:生麻黄 3~6g,连翘 6~9g,赤小豆 15~30g,炙甘草 3~6g,桑白皮 6~10g,杏仁 6~9g,大枣 10~15g,生姜 3~6g。现代用法:水煎,温服,每日 2 次。

盛老师临床常以麻黄连翘赤小豆汤为基本方加减,用于治疗儿童泌尿系疾病,如急慢性肾小球肾炎、肾盂肾炎、膀胱炎等。辨证属外感风邪,内蕴湿热者。

麻黄连翘赤小豆汤临床常用于治疗小儿水肿(风水)。风水的发生,风邪是因,病位在肾。患儿常在外感后发病(急性链球菌感染后肾炎),且多有咽喉部症状,表现为咽喉红肿疼痛、咽痒,这正是风邪侵袭的表现。麻黄连翘赤小豆汤诠释了《素问·汤液醪醴论》"开鬼门,洁净府,祛菀陈莝"的治疗原则,采用宣、利、清等治法,实则祛风邪、清湿热,为治疗风水之良方。临证可灵活加减,水肿明显者可加大腹皮、茯苓皮,咽红明显可加射干、桔梗,发热明显者可加生石膏,面目发黄明显者可加黄柏、栀子。

医案 患儿,陈某,男,5 岁。2014 年 3 月 13 日初诊。面目浮肿 2 天。双眼睑及面部浮肿,按之凹陷可随手而起,咽痛,纳差,小便短少,舌红,苔黄腻,脉浮数。血常规:白细胞计数 $15.6×10^9$/L,中性粒细胞百分比 80%,淋巴细胞百分比 18%。尿常规:蛋白(++),红细胞 9~12/HP,颗粒管型 4~5/HP。西医诊断:急性肾小球肾炎。中医诊断:水肿(风水),风水相搏证。治宜疏风清热,利湿散邪。方用麻黄连翘赤小豆汤加减:麻黄、连翘、赤小豆、射干、白茅根、大腹皮、茯苓皮、生姜皮、陈皮。颗粒剂,各 1 包。3 剂。

二诊:服上药 3 剂后,浮肿消退,尿量接近正常。查尿常规:蛋白(±)。效不更方,继服 3 剂。诸症愈,嘱定期复诊。

按语:患儿外感风邪,风邪恋肺,肺失宣降,通调水道失职,加之风为阳邪,易袭阳位,故见双眼睑及面部浮肿等。予麻黄连翘赤小豆汤疏风清热、利湿散邪,大腹皮、茯苓皮利水消肿,射干利咽,白茅根凉血。二诊浮肿消退,尿蛋白降低,尿量趋于正常,效不更方,守法续进 3 剂,诸症悉愈。

(连俊兰)

麻黄连翘赤小豆汤

麻黄连翘赤小豆,湿热兼表身发黄,
麻翘姜辛梓皮枣,杏仁赤豆煮潦浆。

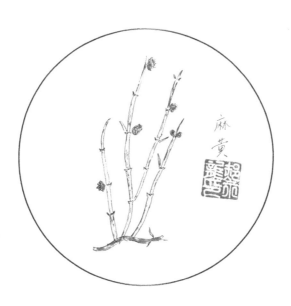

封 髓 丹

【出　　典】

明董宿原《奇效良方》。

【经典组成】

黄柏三两　缩砂仁一两　甘草七钱

【经典用法】

上药捣罗为细末,水煮面糊稀和丸如桐子大,每服五十丸,用苁蓉半两,切作片子,酒一大盏,浸一宿,次日煎三四沸,滤去滓,送下,空心食前服。

【功　　用】

降心火,益肾水。

【主　　治】

肾阴不足,相火妄动证。症见夜梦、遗精,及一切虚火上冲牙疼、失眠、咳嗽、喘促、咽痛、耳肿、目赤、遗尿等。

【解　　读】

封髓丹全方由黄柏三两、缩砂仁一两、甘草七钱三味药组成,原用于治疗男子遗精、滑精。经云:"流衍之纪,是谓封藏。"肾生髓、主蛰,为封藏之本。"封髓"有封藏肾的精气之意,借喻该方可以降心火、益肾水,使心肾相交,水火既济,虚火平熄,遗精得止,肾精封藏,髓海不空,故称"封髓丹"。黄柏味苦入心,禀天冬寒水之气而入肾。甘草调和上下,又能伏火,真火伏藏。黄柏之苦与甘草之甘,苦甘能化阴。砂仁之辛合甘草之甘,辛甘能化阳,阴阳化合,交会中宫,则水火既济,心肾相交。

封髓丹加天门冬、熟地黄、人参之三才封髓丹,出自元罗天益《卫生宝鉴》,由天门冬、熟地黄、人参、黄柏、缩砂仁、炙甘草诸药组成。方中天门冬、熟地黄、人参三味主药,寓"三才"之意。古之"三才"一般指天、地、人。《周易·系辞下》云:"有天道焉,有人道焉,有地道焉,兼三材而两之。"三才封髓丹方名喻服用以天冬、熟地、人参三味主药组成的方剂,可以降心火、益肾水,使心肾相交,水火既济,虚火平熄,遗精得止,肾精封藏,髓海不空。

【方论精选】

明李时珍《本草纲目》:"肾恶燥,以辛润之,缩砂仁之辛,以润肾燥。"

清郑钦安《医理真传》:"此一方不可轻视,余尝亲身阅历,能治一切虚火上冲牙疼、咳嗽、喘促、面肿、喉痹、耳肿、目赤、鼻塞、遗尿、滑精诸症,屡获奇效,实有出人意外,令人不解者。按封髓丹一方,乃纳气归肾之法,亦上中下并补之方也。余仔细揣摩,而始知其制方之意重在调和水火也。至平至常,至神至妙,余经试之,愿诸公亦试之。"

清吴谦《医宗金鉴·删补名医方论》:"若缩砂仁者,以其味辛性温,善能入肾,肾之所恶在燥,而润之者惟辛,缩砂仁通三焦达津液,能内五脏六腑之精而归于肾。"

【儿科应用】

封髓丹儿科常用剂量:黄柏 6～9g,缩砂仁 3～6g,甘草 3～6g。现代用法:水煎,温服,每日 2 次。

盛老师临床常以本方加减,用于治疗小儿肾病、哮喘、遗尿、佝偻病、反复口腔溃疡、反复化脓性扁桃体炎等属肾虚不固、虚阳上浮者。

封髓丹配伍颇为精当,蒲辅周称封髓丹为"乃补土伏藏之方""该方兼精练轻灵之长,不可因药少贫补而忽视之"。黄柏配砂仁,一寒一热,寓水火既济之用,甘草配砂仁则有"补土伏火"之效。

封髓丹从脾肾先后天论治,主要作用于中下焦,意在调和阴阳水火,通过配伍可用于阳虚浮火证,也可用于阴虚火旺证。临床凡属阳虚或虚阳上浮或阴虚火旺所致的头面五官之患,均可用之。阴虚火旺者,可合用六味地黄丸或知柏地黄丸;气阴两虚者,宜三才封髓丹加减;虚阳上浮者,可酌加肉桂引火归原。

医案一 患儿,男,张某,12岁。2012 年 10 月 29 日初诊。咽痛 2 天,不咳,鼻塞,不发热,纳便正常,平素易反复口腔溃疡,有"血尿"病史。查体:咽充血,两侧扁桃体 Ⅱ 度肿大。心肺(一)。面部皮肤少量痤疮,舌红,苔薄腻,脉细弦。治拟清宣利咽,益肾潜阳。处方:黄柏 6g,砂仁 6g,甘草 6g,三叶青 9g,白茅根 15g,玉米须 15g,桔梗 6g,浙贝母 10g,蝉蜕 6g,辛夷 9g,白芷 9g。5 剂而愈。

按语:患儿反复发作口腔溃疡,多由阴虚火旺或中气不足所致。方中以封髓丹降心火,益肾水,甘桔汤加蝉蜕、辛夷、白芷、三叶青清宣利咽,玉米须、白茅根清利,益肾潜阳,药证相应,效如桴鼓。

医案二 患儿,郑某,男,3 岁 4 个月。2013 年 8 月 26 日初诊。肾病 1 年半。于 2012 年 2 月首发,激素治疗 6 个月后停药,停药 1 年后复发。于 2013 年 8 月 6 日入住第二军医大学附属长海医院(现海军军医大学第一附属医院)儿科,8 月 8 日始予泼尼松,6 天后蛋白转阴,多汗,大便干,胃纳可,烦躁。今尿检(—),咽红,心肺(—),舌红,苔白腻,脉细滑。治拟养阴益肾伏火。处方:生地黄 9g,蒸萸肉 6g,山药 9g,茯苓 9g,泽泻 6g,牡丹皮 6g,知母 6g,黄柏 6g,砂仁 6g,甘草 6g,玉米须 15g,白茅根 15g。7 剂。

此方加减治疗 1 个月,患儿阴虚火旺诸症明显改善。

按语:肾病患儿,初诊时大剂量激素口服 2 周余。中医辨证阴虚火旺,方中以知柏地黄丸合封髓丹养阴益肾、平肝潜阳,玉米须、白茅根清利,补土伏藏,症退儿安。

(王海云)

封 髓 丹

妄梦遗精封髓丹,砂仁黄柏草和丸,
大封大固春常在,巧夺天工造化玄。

甘 露 饮

【出　　典】

宋《太平惠民和剂局方》。

【经典组成】

　　干熟地黄(去土)　干生地黄　天门冬(去心)　焙麦门冬(去心)　焙枳壳
(去瓤麸炒)　山茵陈(去梗)　枇杷叶(刷去毛)　石斛(去芦)　甘草(炙)　黄
芩　各等分

【经典用法】

　　上为末。每服二钱,水一盏,煎至七分,去滓温服,食后,临卧。小儿一服分
两服,仍量岁数,加减与之。

【功　　用】

　　清热养阴,行气利湿。

【主　　治】

　　1.胃阴不足、湿热内蕴证。腹胀满,乏力,纳呆,恶心,口干,口黏腻,舌质
红,苔黄白腻,脉沉细。

　　2.胃中客热,牙宣口臭,齿龈肿烂,时出脓血;目睑垂重,常欲合闭;或饥饿
心烦,不欲饮食;目赤肿痛,不任凉药;口舌生疮,咽喉肿痛;疮疹已发未发。

　　3.脾胃受湿,瘀热在里,或醉饱房劳,湿热相搏,致生黄疸,身面皆黄,肢体
微肿,胸闷气短,大便不调,小便黄涩,或时身热。

【解　　读】

　　甘露饮出自《太平惠民和剂局方·卷六》,由熟地黄、生地黄、麦冬、天冬、石

斛、甘草、枳壳、枇杷叶、茵陈和黄芩组成,具有清热养阴、行气利湿的功用。方中熟地黄以滋养肾水;生地黄能升肾水以上交于心;麦冬以清肺宁心;天冬能滋肺金以下生肾水;石斛甘微咸,得水石清虚之气,故能补心安神,清金保肺,去胃中之湿热而布膻中之清化;茵陈去胃中沉郁之湿热;黄芩降肺逆;枳壳破郁积,且能敛阴;枇杷叶酸能补肺敛阴,宁心收敛,苦能泄逆气,泻火清金;甘草补中而亦能去热。热盛则水涸,二地以滋之;热盛则金流,二冬以保之;清热用黄芩、枇杷叶;去湿用茵陈、枳壳,而皆有悠扬清淑之致,不必大为攻下,此所以为甘露。热莫盛于胃,而诸热皆统于心,心化不足,则热妄行,石斛补心以除妄热,所谓"热淫于内,治以咸寒,佐以苦甘,以酸收之,以苦发之也"。

【方论精选】

清汪昂《医方集解》:"此足阳明少阴药也。烦热多属于虚,二地、二冬、甘草、石斛之甘,治肾胃之虚热,泻而兼补也;茵陈、黄芩之苦寒,折热而去湿;火热上行为患,故又以枳壳、枇杷叶抑而降之也。"

【儿科应用】

甘露饮儿科常用剂量:熟地黄 6～12g,生地黄 6～12g,麦冬 6～9g,天冬 6～9g,石斛 6～9g,甘草 3～6g,炒枳壳 3～6g,炙枇杷叶 6～10g,茵陈 9～15g,黄芩 6～9g。现代用法:水煎,温服,每日 2 次。

盛老师临床常以甘露饮为基础方加减,用于治疗口腔炎、牙龈炎、扁桃体炎、血尿、肾病综合征激素依赖等病证,辨证属阴虚而有湿热者。

甘露饮清热养阴,行气利湿,如伴反复口腔溃疡者,可合用封髓丹、黄柏、阳春砂,养阴补土力专;如伴尿检异常、镜下血尿者,可加白茅根、小蓟草、地榆炭等活血化瘀止血;如伴大便干结、内热甚者,可加生大黄、生石膏等泻热;如有神疲乏力、纳呆食少者,合四君子汤健脾益气。

医案 患儿,李某,男,6 岁。2015 年 4 月 23 日初诊。反复扁桃体发炎 2 年,再发 1 周。2 年来患儿两侧扁桃体反复发炎,1～2 个月发作一次,表现为高热,体温 39℃以上,咽喉疼痛,偶咳,周围血象高,两侧扁桃体Ⅱ度至Ⅲ度肿大,可见数个白色脓点,每次都需要住院治疗,经静脉滴注抗生素后方可缓解。此次 1 周前又见上述症状,已住院治疗 6 天,刻下热已退 2 天,偶有咽喉部不适,胃纳渐增,大便 2 日一行,偏干,小便无殊。查体:一般情况可,咽红,左侧扁桃体Ⅱ度肿大,右侧扁桃体Ⅰ度肿大,未见明显分泌物。心肺听诊无殊,腹部及神经系统查体无殊。舌尖红,苔少偏燥,脉细数。治拟养阴清热利咽。处方:生地黄 9g,浙麦冬 6g,天门冬 6g,炒枳壳 6g,枇杷叶 9g,炒黄芩 6g,生甘草 6g,桔梗 6g,浙贝母 10g,三叶青 6g,蝉蜕 6g,白僵蚕 6g,茵陈 15g。5 剂。

二诊:药服 5 剂,症状明显改善。治拟原法巩固,上方继服 5 剂,纳增便润,咽舒舌净。

按语:患儿反复扁桃体发炎,几乎每月 1 次,每次高热,血象偏高,静脉滴注抗生素后方可缓解,上述症状反复发作,邪毒滞留,灼伤阴津,阴液耗损,肺肾亏损,津液不足,不能上输滋养咽喉,阴虚内热,虚火上炎,灼伤咽喉而致扁桃体肿大,大便干结、舌尖红、苔少偏燥、脉细数均为阴虚内热之象,故拟甘露饮为主方,加减调治月余,随访半年,化扁未发,偶有发热,用药即退。

(陈丹飞)

甘 露 饮

甘露二冬二地均,芩枇枳斛与茵陈,
合和甘草平胃热,口烂龈糜吐衄珍。

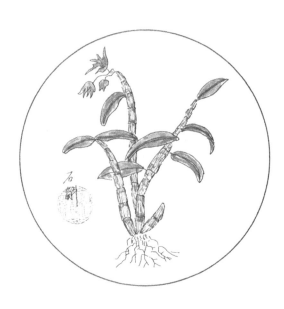

理中汤(丸)(人参汤)

【出　　典】

汉张仲景《伤寒论》《金匮要略》。

《伤寒论》第386条:"霍乱,头痛发热,身疼痛,热多欲饮水者,五苓散主之;寒多不用水者,理中丸主之。"

《伤寒论》第396条:"大病差后,喜唾,久不了了,胸上有寒,当以丸药温之,宜理中丸。"

《金匮要略·胸痹心痛短气病脉证并治第九》:"胸痹,心中痞,气结在胸,胸满,胁下逆抢心,枳实薤白桂枝汤主之;人参汤亦主之。"

【经典组成】

人参　干姜　甘草(炙)　白术　各三两

【经典用法】

上四味,捣筛,蜜和为丸,如鸡子黄许大。以沸汤数合,和一丸,研碎,温服之,日三四服,夜二服。腹中未热,益至三四丸,然不及汤。汤法:以四物依两数切,用水八升,煮取三升,去滓,温服一升,日三服。服汤后,如食顷,饮热粥一升许,微自温,勿发揭衣被。

【功　　用】

温中散寒,补气健脾。

【主　　治】

1.脾胃虚寒证。脘腹绵绵作痛,喜温喜按,呕吐,大便稀溏,胃脘痞闷食少,畏寒肢冷,口不渴,舌淡苔白润,脉沉细或沉迟无力。

2.阳虚失血证。便血、吐血、衄血或崩漏等,血色暗淡,质清稀。

3.脾胃虚寒导致的胸痹；或病后喜唾涎,或小儿慢惊等。

【解　　读】

理中丸以干姜为君,大辛大热,归经脾胃,温中祛寒,扶阳抑阴。以人参为臣,甘温入脾,补中益气,培补后天之本,气旺而阳亦复。白术燥湿健脾,健运中州,投脾之所喜,是为佐药。甘草蜜炙,补脾益气,调和诸药,用之为使。药仅四味,温补并行,药少力专,可使寒气去,阳气复,中气得补,健运有权,中焦虚寒诸证自可除矣。

【方论精选】

清汪昂《医方考》："太阴者,脾也,自利渴者为热,不渴者为寒。脾喜温而恶寒,寒多故令呕。寒者,肃杀之气,故令腹痛。便溏者,后便如鸭之溏,亦是虚寒所致。霍乱者,邪在中焦,令人上吐下泻,手足挥霍而目缭乱也。霍乱有阴阳二证,此则由寒而致故耳。病因于寒,故用干姜之温,邪之所凑,其气必虚,故用人参、白术、甘草之补。"

清张秉成《成方便读》："此脾阳虚而寒邪伤内也。夫脾阳不足,则失其健运之常,因之寒凝湿聚。然必其为太阴寒湿,方可用此方法,否则自利呕痛等证,亦有火邪为患者。故医者当望闻问切四者合参,庶无差之毫厘,谬以千里之失。若表里寒热虚实既分,又当明其病之标本。如以上诸病,虽系寒凝湿聚,皆因脾阳不足而来,则阳衰为本,寒湿为标。是以方中但用参、术、甘草,大补脾元,加炮姜之温中守而不走者,以复其阳和,自然阳长阴消,正旺邪除耳。"

【儿科应用】

理中丸儿科常用剂量:太子参 6～10g,干姜 1.5～6g,炙甘草 3～6g,炒白术6～12g。现代用法:上药共研细末,炼蜜为丸,重 9g,每次 1 丸,温开水送服,每日2～3 次;或作汤剂,水煎,温服,每日 2 次。

盛老师临床常以理中丸加减,用于治疗小儿腹痛、呕吐、泄泻、厌食等病证,辨证属脾胃虚寒者。理中丸基础上加附子,即为附子理中丸,用于治疗脾胃阳虚之重证,或脾肾虚寒者。辨证要点除见吐、利、冷、痛之主症外,还以畏寒肢冷、舌质偏淡、苔白、脉沉迟或沉细为主。

本方药性偏热,对外感发热,或阴虚内热者,不宜用本方。临证常合四君子汤、六君子汤以增健脾之效;虚寒甚者,酌加附子、肉桂以增助阳祛寒之力;呕吐甚者,去白术,酌加生姜降逆和胃;纳差、苔白腻者,酌加麦芽、鸡内金、山楂消食导滞。

　　附子理中汤(丸)盛老师临床应用亦较多,认为附子能下助肾阳以益火,上助心阳以通脉,中助脾阳以健运。只要辨证正确,配伍得当,不失为一味益阳之圣品。应用附子的指征:神疲,四肢清凉,肌肤湿润,汗出淋漓,大便溏泄不化,舌质淡而润,脉沉迟等。不必拘泥于症状俱全,但见一证便是,只要抓住一二主证即可放手应用。

　　医案　患儿,汪某,男,6岁1个月。2013年12月13日初诊。大便后脱肛3年余。患儿3年前出现大便后脱肛,不能自行回复,每需家属用手纳入,无便血,无便秘,大便偏溏,每日1～2次,平素嗜睡,午睡加夜间12小时,清晨仍呼之不起,时感四肢乏力,手足凉,畏寒。于当地医院就诊,予中药治疗(具体不详),疗效不明显,胃纳欠振。查体:体重16kg,身高105cm,生长发育缓慢,面色少华,心肺无殊,舌质偏淡,苔薄白,脉沉细。中医诊断:脱肛。证候诊断:脾肾两虚证。西医诊断:直肠黏膜脱垂。治拟健脾温肾。处方:太子参10g,炒白术10g,干姜6g,炙甘草10g,制附子6g,蜜黄芪12g,茯苓10g,桂枝6g,大枣15g,山药12g,葛根15g,枸杞子10g,山茱萸9g,仙灵脾10g。7剂。

　　二诊:患儿脱肛减轻,精神好转,胃纳增加,大便正常,舌淡红,苔薄白,脉细。治拟上方加减。处方:太子参10g,炒白术10g,干姜10g,炙甘草10g,制附子10g,蜜黄芪12g,桂枝6g,大枣15g,山药12g,葛根15g,枸杞子10g,山茱萸9g,仙灵脾10g,白芍6g。7剂。

　　之后以此方加减治疗3个月,患儿脱肛日渐好转,便后偶有脱肛,少许即自行恢复,嗜睡、乏力消失。

　　按语:患儿生长发育缓慢,反复便后脱肛,嗜睡,乏力,面色少华,手足凉,畏寒,舌质淡,苔薄白,脉沉细,中医辨证脾肾两虚,治以健脾温肾。故选理中丸合四逆汤加味。理中丸加黄芪、茯苓、山药温中散寒、补气健脾,四逆汤加桂枝、仙灵脾温中散寒、补火助阳,葛根升阳,山茱萸、枸杞子补肾。全方健脾温肾,脾气健,肾气足,脱肛日渐好转。小儿脱肛以虚寒者居多,加附子一味,温暖下焦,补肾散寒,可谓中鹄。

(王海云)

理中丸

理中丸主理中乡,甘草人参术干姜,
呕利腹痛阴寒盛,或加附子总扶阳。

小建中汤

【出　典】

汉张仲景《伤寒论》《金匮要略》。

《伤寒论》第100条:"伤寒,阳脉涩,阴脉弦,法当腹中急痛,先与小建中汤,不差者,小柴胡汤主之。"

《伤寒论》第102条:"伤寒二三日,心中悸而烦者,小建中汤主之。"

《金匮要略·黄疸病脉证并治第十五》:"男子黄,小便不利,当与虚劳小建中汤。"

《金匮要略·血痹虚劳病脉证并治第六》:"虚劳里急,悸,衄,腹中痛,梦失精,四肢痠疼,手足烦热,咽干口燥,小建中汤主之。"

《金匮要略·妇人杂病脉证并治第二十二》:"妇人腹中痛,小建中汤主之。"

【经典组成】

饴糖一升　桂枝(去皮)三两　芍药六两　生姜(切)三两　大枣(擘)十二枚　甘草(炙)二两

【经典用法】

上六味,以水七升,煮取三升,去滓,内饴,更上微火消解。温服一升,日三服。

【功　用】

温中补虚,和里缓急。

【主　治】

中焦虚寒,肝脾不和证。腹中拘急疼痛,喜温喜按,神疲乏力,虚怯少气;或心中悸动,虚烦不宁,面色无华;或伴四肢酸楚,手足烦热,咽干口燥,舌淡苔白,脉细弦。

【解　　读】

小建中汤所治虚劳诸证,皆因中焦虚寒、化源不足所致。此方是由桂枝汤倍芍药而重用饴糖变方而来,意在温中健脾,调补气血。方名"小建中"者,谓小小建立中气也,而非大补。虽然桂枝汤与小建中汤组成药物仅差一味,但功能主治自此而变。小建中汤中重用甘温质润之饴糖为君,温补中焦,缓急止痛。臣以辛温之桂枝温阳气,祛寒邪;酸甘之白芍养营阴,缓肝急,止腹痛。佐以生姜温胃散寒,大枣补脾益气。炙甘草益气和中,调和诸药,是为佐使之用。其中饴糖配桂枝,辛甘化阳,温中焦而补脾虚;芍药配甘草,酸甘化阴,缓肝急而止腹痛。六药合用,温中补虚缓急之中,蕴有柔肝理脾、益阴和阳、调建中州之意,用之可使中气自立,营卫自和,阴阳气血生化有源,虚劳诸证可除,故以"建中"名之。

【方论精选】

清王子接《绛雪园古方选注》:"建中者,建中气也。名之曰小者,酸甘缓中,仅能建中焦营气也。前桂枝汤是芍药佐桂枝,今建中汤是桂枝佐芍药,义偏重于酸甘,专和血脉之阴。芍药、甘草有戊己相须之妙,胶饴为稼穑之甘,桂枝为阳木,有甲己化土之义。使以姜、枣助脾与胃行津液者,血脉中之柔阳,皆出于胃也。"

宋成无己《伤寒明理论》:"脾者土也,应中央,处四脏之中,为中州,治中焦,生育荣卫,通行津液。一有不调,则荣卫失所育,津液失所行,必以此汤温建中脏,是以建中名焉。胶饴味甘温,甘草味甘平,脾欲缓,急食甘以缓之。建脾者,必以甘为主,故以胶饴为君,甘草为臣。桂辛热,辛,散也,润也,荣卫不足,润而散之。芍药味酸微寒,酸,收也,泄也,津液不逮,收而行之,是以桂、芍药为佐。生姜味辛温,大枣味甘温,胃者卫之源,脾者荣之本。《黄帝针经》曰'荣出中焦,卫出上焦'是矣。卫为阳,不足者益之必以辛;荣为阴,不足者补之必以甘,辛甘相合,脾胃健而荣卫通,是以姜、枣为使。或谓桂枝汤解表而芍药数少,建中汤温里而芍药数多。殊不知二者远近之制。皮肤之邪为近,则制小其服也,桂枝汤芍药佐桂枝同用散,非与建中同体尔;心腹之邪为远,则制大其服也,建中汤芍药佐胶饴以建脾,非与桂枝同用尔。《内经》曰:'近而奇偶,制小其服;远而奇偶,制大其服。此之谓也。'"

【儿科应用】

小建中汤儿科常用剂量:饴糖 15～30g,桂枝 3～6g,炒白芍 6～12g,生姜

3~6g,大枣 10~15g,炙甘草 3~6g。现代用法:水煎取汁,兑入饴糖,文火加热溶化,分 2 次温服。

盛老师临床常以本方加减,用于治疗小儿腹痛、过敏性紫癜(腹型)、贫血、功能性发热等病证,辨证属中焦虚寒、气血失调者。

小建中汤以温中补虚为主,并可调和阴阳,柔肝理脾,临床以腹痛,喜温喜按,心悸,发热,面色无华,舌淡,脉沉弱或虚弦为辨证要点。

小儿脾常不足,大多喜食生冷冰饮食物,或过用苦寒药物(滥用清热类中成药或抗生素等),易导致中焦虚寒,出现厌食、消化不良、腹痛、腹泻、营养不良等;或各种慢性病所引起的体质消耗、体力衰竭、病势缠绵。盛老师常以小建中汤为基础方,温中散寒,温里补虚,和中缓急,顾护小儿中州脾胃,使阴阳气血化生有源。如伴厌食、口臭者,为脾虚、内有积食,可合四君子汤及焦神曲、焦山楂、炒谷麦芽等健脾消食助运;如伴大便稀溏、苔腻者,为脾虚湿困,可合参苓白术散加减。且本方多加饴糖,口感好,小儿易于接受。

医案 患儿,王某,男,5 岁。2015 年 10 月 30 日初诊。纳差半年余。患儿近半年来胃纳欠佳,体重不升,面色萎黄,乏力,体质偏弱,反复呼吸道感染,喜食生冷水果、冰饮等物,偶有腹中拘急疼痛,时发时止,无发热,大便不成形,饮食稍有不慎即有腹泻,舌淡苔薄,脉细。治拟温中和里缓急。处方:麦芽糖 15g,桂枝 5g,炒白芍 10g,炙甘草 6g,大枣 10g,干姜 3g,山药 9g,炒麦芽 9g,太子参 9g,白茯苓 9g,炒白术 6g。5 剂。

二诊: 药服 5 剂,大便渐成形,腹痛缓解,胃纳增加,继以健脾温中、调补脾胃中焦。原方续进 5 剂,诸症悉愈。

按语: 患儿平素过食生冷,损伤脾阳,中焦虚寒,故见胃纳差,气血俱虚,正气不足,体质虚弱,反复呼吸道感染,又过用清热类中成药及抗生素,导致中焦虚寒更甚,气血生化匮乏,故以小建中汤为基础方,加用四君子汤健脾益气、顾护中州,麦芽行气消食,山药健脾化湿和胃,合而为用。

(林　翔)

小建中汤

小建中汤芍药多,桂姜甘草大枣和,
更加饴糖补中脏,虚劳腹冷服之瘥。

异 功 散

【出　　典】

宋钱乙《小儿药证直诀》。

【经典组成】

人参（切去顶）　茯苓（去皮）　白术　陈皮（锉）　甘草　各等分

【经典用法】

上为细末,每服二钱,水一盏,加生姜五片,大枣两个,同煎至七分,食前温
服,量多少与之。

【功　　用】

健脾理气。

【主　　治】

脾胃虚弱,中焦气滞,饮食减少,大便溏薄,胸脘痞闷不舒,或呕吐泄泻。

【解　　读】

方中人参为君,甘温益气,健脾养胃。臣以苦温之白术,健脾燥湿,加强益气
助运之力;佐以甘淡之茯苓,健脾渗湿。苓术相配,则健脾祛湿之功益著。使以炙
甘草,益气和中,调和诸药,陈皮意在行气化滞。五药配伍,共奏益气健脾之功。

【方论精选】

清徐大椿《医略六书》:"人参扶元气以补肺,白术燥湿气以健脾,茯苓渗湿
清治节,橘红利气化痰涎,炙甘草以益胃气,姜汤煎服,使脾气鼓运,则痰涎自化
而肺络清和。"

清陈修园《时方妙用》："胃气为生人之本,参术苓草从容和缓,补中宫土气,达于上下四旁,而五脏六腑皆以受气,故一切虚证,皆以此方为主。若加陈皮,则有行滞进食之效。"

清张璐《伤寒绪论》："气虚者,补之以甘、参、术、苓、草,甘温益胃,有健脾之功,具冲和之德,故为君子,若合之二陈,则补中微有消导之意。"

【儿科应用】

异功散儿科常用剂量:太子参 6～10g,茯苓 6～10g,炒白术 6～12g,陈皮 3～6g,炙甘草 3～6g。现代用法:水煎,温服,每日 2 次。

盛老师临床以本方加减,用于治疗小儿厌食、呕吐、泄泻、低热、遗尿、腹痛等病证,辨证属脾胃虚弱者。

本方在四君子汤的基础上加陈皮,意在行气化滞,醒脾助运,有补而不滞的优点。本方适合小儿生理特点,不宜峻补蛮补,宜运不宜滞。临床以面色欠华,胃纳欠振,易疲劳,舌淡苔白,脉细为辨证要点。伴呕吐者,酌加半夏降逆止呕;腹胀者,酌加枳壳以增行气之效;夜寐不宁者,酌加酸枣仁、远志、淮小麦宁心安神。舌质偏红,苔厚腻者不适合用。

医案 患儿,赵某,男,5 岁。2013 年 10 月 20 日初诊。胃纳欠振半年。半年来患儿食欲不振,不思饮食,时泛恶,大便先干后溏,日解 1～2 次,偶尔多食后则腹胀,夜寐欠宁,精神尚可,体重 16kg,面色欠华,舌质淡红,苔薄腻,脉细。既往史:平素体健,1 个月前有肺炎病史。中医辨证:脾气虚弱,失于健运。西医诊断:功能性消化不良。治法:益气健脾,行气助运。处方:太子参 9g,炒白术 10g,白茯苓 9g,炙甘草 6g,陈皮 6g,山药 10g,桔梗 6g,生麦芽 10g,焦神曲 10g,蝉蜕 6g,炒枳壳 6g。7 剂。

此方加减服 1 个月,患儿胃纳正常,体重渐增。

按语:患儿胃纳欠振日久,面色欠华,大便不调,根据舌脉,辨证脾气虚弱、失于健运,治拟益气健脾,行气助运。选用异功散是在四君子汤的基础上加陈皮,意在行气化滞,醒脾助运,有补而不滞的优点,更有桔梗、枳壳配伍,一升一降,畅通气机。

(傅大治)

异 功 散

四君加陈名异功,行气和胃有奇功,
再加半夏名六君,祛痰补益气虚饵。

六君子汤

【出　　典】

明虞抟《医学正传》。

【经典组成】

人参三钱　白术三钱　茯苓三钱　炙甘草二钱　陈皮一钱　半夏一钱五分

【经典用法】

上为细末,作一服,加大枣两枚,生姜三片,新汲水煎服。

【功　　用】

益气健脾,燥湿化痰。

【主　　治】

脾胃气虚兼痰湿证。症见食少便溏、胸脘痞闷、呕逆等。

【解　　读】

方中人参甘温益气,健脾养胃,为君药;白术苦温,健脾燥湿,加强益气助运之力,为臣药;茯苓甘淡,健脾渗湿,为佐药,苓、术合用则健脾祛湿之功更显;炙甘草甘温,益气和中,调和诸药,为使药;配陈皮、半夏化痰,相辅相成,补而不滞,标本兼治。

【方论精选】

明汪昂《医方集解》:"此手足太阴、足阳明药也。人参甘温,大补元气,为君;白术苦温,燥脾补气,为臣;茯苓甘淡,渗湿泻热,为佐;甘草甘平,和中益土,为使也。气足脾运,饮食倍进,则余脏受荫,而色泽身强矣。再加陈皮以理气散逆,半夏以燥湿除痰,名曰六君,以其皆中和之品,故曰君子也。"

明吴昆《医方考》:"气虚痰喘者,此方主之。气壮则痰行,气虚则痰滞。痰遮气道,故令人喘。甘者可以补气,参、苓、术、草,皆甘物也;辛者可以治痰,半夏、陈皮,皆辛物也。用甘则气不虚,用辛则痰不滞,气利痰行,故喘之有?或恶人参之补而去之,此不知虚实之妙者也。气虚,痰气不利者,此方主之。曰:'壮者气行则愈,怯者着而成病。东南之土卑湿,人人有痰,然而不病者,气壮足以行其痰也。若中气一虚,则不足以运痰而痰证见矣。是方也,人参、白术、茯苓、甘草,前之四君子也,所以补气;乃半夏则燥湿以制痰,陈皮则利气以行痰耳。名之曰六君子者,表半夏之无毒,陈皮之弗悍,可以与参、苓、术、草比德云尔!'"

【儿科应用】

六君子汤儿科常用剂量:太子参 6～10g,炒白术 6～12g,茯苓 6～10g,炙甘草 3～6g,陈皮 3～6g,制半夏 6～9g。现代用法:水煎,温服,每日 2 次。

盛老师临床常以本方加减,用于治疗小儿急慢性胃炎、胃及十二指肠溃疡、慢性腹泻、小儿感染性疾病后期等病证,辨证属脾虚痰湿者。辨证要点为面色萎白、胸脘痞闷,呕逆,饮食减少,大便稀溏等。

脾为生痰之源,脾虚则水湿无以化,湿聚为痰。故本方为四君子汤基础上配半夏、陈皮,重在健脾益气和胃,燥湿化痰,使脾能健运则痰湿自化,痰湿得祛则更有助于脾气恢复,相得益彰。在配伍上补气药与行气化痰药同用,使补气而不滞气,消除痰湿停留,促进脾胃运化,适用于脾胃气虚兼有气滞痰湿中阻之证,实乃标本兼治之良方。

六君子汤药性温和,补而不滞,盛老师常以此方为基础方,加减使用。如伴呕逆痰涎、胸痞满闷者,为痰湿内盛,可加姜竹茹、枇杷叶、旋覆花等化痰降逆;如伴呕吐、不思饮食、脘腹胀痛、消瘦倦怠、苔腻者,为脾胃气虚,痰阻气滞,可加用木香、砂仁,为香砂六君子汤,益气化痰,行气温中;如伴胃纳不思、口气臭秽、便溏者,为脾胃气虚,饮食积滞,可加神曲、焦山楂、炒谷麦芽等健脾消食。

医案　患儿,周某,男,3 岁。2016 年 12 月 3 日初诊。咳嗽咳痰半月余。患儿半月余前受凉后出现咳嗽咳痰,昼夜均咳,无喘息气促,无发热等。于当地医院就诊,查胸片示:支气管肺炎。后住院治疗 10 天,复查胸片:支气管肺炎吸收期。咳嗽不多,喉中痰鸣,胃纳欠佳,大便不成形,每日 1～2 次,舌淡红,苔薄白腻,脉濡滑。治拟健脾化痰。处方:太子参 6g,炒白术 6g,白茯苓 9g,陈皮3g,姜半夏 6g,生甘草 6g,桔梗 3g,前胡 6g,白前 6g,焦山楂 9g。5 剂。药服 5

剂,咳止人安。

按语:小儿肺脾常不足,因此在肺炎后期,往往出现脾胃运化不利、痰湿不化等情况,故以六君子汤为基础方,益气健脾,燥湿化痰,合用前胡、白前等恢复肺宣发肃降之功能,使气之出入顺畅通达。药服5剂,肺复宣肃,脾主运化,痰化而咳止。

(林 翔)

六君子汤

四君子汤中和义,参术茯苓甘草比,
益以夏陈名六君,祛痰补益气虚饵。

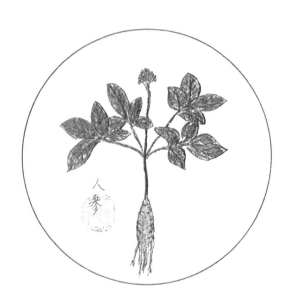

参苓白术散

【出　　典】

宋《太平惠民和剂局方》。

【经典组成】

　　莲子肉(去皮)一斤　薏苡仁一斤　缩砂仁一斤　桔梗(炒令深黄色)一斤
白扁豆(姜汁浸去皮,微炒)一斤半　白茯苓二斤　人参二斤　甘草(炒)二斤
白术二斤　山药二斤

【经典用法】

　　上为细末,每服二钱,枣汤调下。小儿量岁数加减服之。

【功　　用】

　　益气健脾,渗湿止泻。

【主　　治】

　　脾虚湿盛证。饮食不化,胸脘痞闷,四肢乏力,形体消瘦,面色萎黄,舌淡苔
白腻,脉虚缓。

【解　　读】

　　方中人参、白术、茯苓益气健脾渗湿为君药。配伍山药、莲子肉助君药以健
脾益气,兼能止泻;并用白扁豆、薏苡仁助白术、茯苓以健脾渗湿,均为臣药。更
用砂仁醒脾和胃,行气化滞,是为佐药。桔梗宣肺利气,通调水道,又能载药上
行,培土生金;炒甘草健脾和中,调和诸药,共为佐使。综观全方,补中气,渗湿
浊,行气滞,使脾气健运,湿邪得去,则诸症自除。

【方论精选】

明吴昆《医方考》:"脾胃喜甘而恶秽,喜燥而恶湿,喜利而恶滞。是方也,人参、扁豆、甘草,味之甘者也;白术、茯苓、山药、莲肉、薏苡仁,甘而微燥者也;砂仁辛香而燥,可以开胃醒脾;桔梗甘而微苦,甘则性缓,故为诸药之舟楫,苦则喜降,则能通天气于地道矣。"

清冯兆张《冯氏锦囊·杂症》:"脾胃属土,土为万物之母。东垣曰:脾胃虚则百病生,调理中州,其首务也。脾悦甘,故用人参、甘草、苡仁;土喜燥,故用白术、茯苓;脾喜香,故用砂仁;心生脾,故用莲肉益心;土恶水,故用山药治肾;桔梗入肺,能升能降。所以通天气于地道,而无否塞之忧也。"

【儿科应用】

参苓白术散儿科常用剂量:莲子肉 6～9g,薏苡仁 15～30g,砂仁(后下)3～6g,桔梗 3～6g,炒白扁豆 6～12g,白茯苓 6～10g,太子参 6～10g,炒甘草 3～6g,炒白术 6～12g,山药 9～15g。现代用法:作汤剂,水煎服,每日 2 次。

盛老师临床常以本方加减,用于治疗功能性消化不良、慢性胃肠炎、慢性支气管炎等病证。其药性平和,温而不燥,是治疗脾虚湿盛泄泻的常用方。临床应用以舌苔薄腻、脉虚缓为辨证要点。

本方是在四君子汤基础上加山药、莲子、白扁豆、薏苡仁、砂仁、桔梗而成。两方均有益气健脾之功,但四君子汤以补气为主,为治脾胃气虚的基础方;参苓白术散兼有渗湿行气作用,并有保肺之效,是治疗脾虚湿盛证及体现"培土生金"治法的常用方剂。

临证需加减:苔薄白者,可去砂仁;苔白厚腻者,可合二陈汤;胃纳欠振者,酌加麦芽、山楂消食助运。盛老师在治疗患儿疾病时尤其重视脾胃功能,善健脾、护脾、运脾、温脾。

医案 患儿,李某,男,2 岁。2014 年 4 月 10 日初诊。咳嗽 1 个月。患儿 1 个月前在无明显诱因下始咳嗽,阵发性,昼夜均咳,痰少,渐加剧,无气喘、发绀,无鼻塞清涕,无发热。当地医院诊断为"肺炎",予以静滴头孢类药物 1 周。咳嗽减少,至今未净,有痰,时有呕吐,胃内容物,大便易溏,大便时无哭吵,胃纳欠佳。查体:呼吸尚平稳,咽喉稍充血,两肺呼吸音粗,可闻及痰鸣音,心脏听诊无殊,舌淡,苔薄腻,指纹淡紫。血液检查:血常规检查无殊,C 反应蛋白水平正常。当地医院胸片示支气管肺炎。中医辨证:脾虚失运,痰湿内盛证。治法:健脾温运。处方:太子参 6g,白茯苓 6g,炒白术 6g,陈皮 3g,生甘草 3g,米仁 15g,干姜 3g,桔梗 3g,桂枝 3g,姜半夏 6g。7 剂。

二诊:咳嗽明显减少,晨起偶咳,有痰,胃纳增加,大便调,舌淡红,苔薄白,指纹淡紫。治以益肺健脾化痰。处方:姜半夏 6g,白茯苓 6g,陈皮 6g,生甘草 3g,炒白术 6g,太子参 6g,蜜黄芪 9g,防风 3g,苦杏仁 6g,山药 6g。7 剂痊愈。

按语:该例患儿为肺炎恢复期,咳嗽月余,痰多,纳呆便溏,舌淡苔腻,辨证为脾虚痰湿,从脾胃论治,治其本,故用益肺健脾、温运化痰法,以参苓白术散联合苓桂术甘汤加味,取得了较好疗效。《素问•咳论》曰:"五脏六腑皆令人咳,非独肺也。"这是对咳嗽病机的高度概括。"肺为贮痰之器,脾为生痰之源……因痰致咳者,痰为重,主治在脾;因咳动痰者,咳为重,主治在肺。"即使是其他脏腑所致的咳嗽,其痰浊的化除以及脏腑功能的调理,亦依赖脾胃之气的健运。因此,对于各种咳嗽,除了注意治肺外,还应注意治脾胃。

（傅大治）

参苓白术散

参苓白术扁豆陈,山药甘莲砂薏仁,
桔梗上浮兼保肺,枣汤调服益脾神。

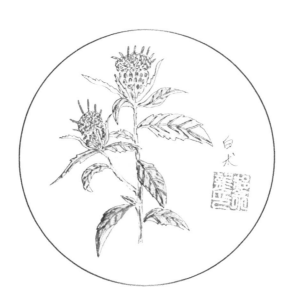

七味白术散(白术散)

【出　　典】

宋钱乙《小儿药证直诀》。

【经典组成】

人参二钱五分　白茯苓五钱　白术(炒)五钱　藿香叶五钱　木香二钱
甘草一钱　葛根五钱(渴者加至一两)

【经典用法】

上药咬咀,每服三钱,水煎服。

【功　　用】

健脾止泻。

【主　　治】

脾胃久虚,呕吐泄泻,频作不止,精液枯竭,烦渴躁,但欲饮水,乳食不进,羸
瘦困劣,因而失治,变成惊痫,无论阴阳虚实,并宜服。

【解　　读】

钱氏创立了著名的七味白术散。该方由四君子汤加木香、藿香、葛根而成。
方中以四君健脾益气,木香理气止泻,藿香化湿和中,二药芳香悦脾而健胃;葛
根生津止渴,并有升阳作用,鼓舞胃气上行,实为临床治疗口渴作泻之圣药,正
如金张元素《珍珠囊》云"升阳生津,脾虚作渴者,非此不除"。七味白术散全方
融补、运、升、降为一体,补而不滞,并且针对婴幼儿腹泻的脾运不足、易耗伤阴
液的特点,可以起到标本兼顾的治疗效果。

【方论精选】

宋钱乙《小儿药证直诀类证释义》:"治脾胃久虚,呕吐泄泻,频作不止,精液枯竭,烦渴躁,但欲饮水,乳食不进,羸瘦困劣,因而失治,变成惊痫,不论阴阳虚实,并宜服。"

明万全《幼科发挥》:"余教诸子治泄泻,始终三法:初用理中丸一服;不止,次用五苓散,一二服分利;不止,三用白术散服之良;又不止,用参苓白术散调理,未有不效。""小儿泄泻,大渴不止者,勿与汤水饮之,水入则愈加渴而病益甚,宜生脾胃之津液,白术散主之。""渴只饮本方则胃气上升,津液自升,泄泻止矣。"

明吴昆《医方考》:"脾虚肌热,泄泻者,此方主之。脾虚者,补之以甘,故用人参、白术、茯苓、甘草;肌热者,疗之以清,故解以葛根;脾困者,醒之以香,故佐以藿、木。"

清黄庭镜《目经大成》:"中气者,脾胃之气也,虚则不和,不和则热作,而泄泻时下,虚则补之于甘,故用四君。热者沉之以清,故用干葛。不和者,醒之以香,故用藿、木香。"

【儿科应用】

七味白术散儿科常用剂量:太子参 6～10g,白茯苓 6～10g,炒白术 6～12g,藿香 3～6g,煨木香 3～6g,甘草 3～6g,煨葛根 6～9g。现代用法:水煎,温服,每日 2 次。

盛老师临床常以七味白术散为基本方加减,用于治疗小儿久泻不愈或误吐、误下后致使脾气虚弱、津液耗伤之证。

小儿体质娇嫩,气血未充,而气血津液又是生机之本,故临证须时时顾护珍惜。基于这种治疗思想,针对胃有虚热、津液亏耗、中气下陷等证,七味白术散立方严谨,配伍精当,是治疗小儿泄泻的验方、良方。

盛老师以此方治疗脾虚湿盛所致的泄泻,小儿多见面色萎黄,腹泻稀水,夹不消化食物,烦躁不安,口渴不止,小便短少,食欲不振等症,用七味白术散获效颇佳;若脾虚夹积者,可加焦山楂、鸡内金消食助运;久泻不止者,可加诃子、芡实健脾助运。但如果小儿泄泻时大便夹有红白冻及黏液,或大便气味酸臭,夹不消化食物残渣,舌苔厚腻,则不宜服用七味白术散。

医案 患儿,徐某,女,14 个月。2017 年 10 月 22 日初诊。腹泻 1 周余,日解 6～7 次,大便呈糊状,无黏液脓血便,无发热咳嗽,无恶心呕吐,精神可,夜寐安,胃纳尚可,小便无殊,腹软,咽不红,舌淡红,苔白。治拟健脾化湿止泻。处方:太子参6g,炒白术9g,白茯苓9g,炙甘草3g,煨葛根10g,藿香6g,煨木香3g,砂仁(后下)3g,诃子3g,炒米仁10g,车前子6g,山药10g,石榴皮6g。3剂。

二诊:患儿药后腹泻缓解,大便日解2次,基本成形,胃纳可,一般情况可,咽不红,舌淡红,苔白。治拟原法出入,以上方加减巩固治疗。处方:太子参6g,炒白术9g,白茯苓9g,炙甘草3g,煨葛根10 g,藿香6g,木香3g,砂仁(后下)3g,诃子3g,炒米仁10g,山药10g,防风3g,炮姜3g。3剂。纳可便调,病去人安。

按:患儿泄泻,无外感之症,舌淡红,苔白,证属脾虚湿困,故以七味白术散加味健脾涩肠止泻,药服3剂而泻止,药证相应,效如桴鼓。

(陈银银)

七味白术散

七味白术小儿方,四君葛根藿木香,
口渴腹泻脾气降,钱氏此散宜煎尝。

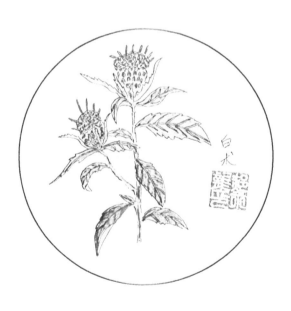

健脾止泻汤

【出　典】

盛丽先教授经验方。

【组　成】

太子参6～9g　炒白术6～10g　茯苓6～10g　炙甘草3～6g　藿香6～9g　煨木香3～6g　煨葛根6～9g　炒米仁9～15g　干姜1.5～6g　芡实6～10g

【用　法】

每日一剂,水煎100～200ml,分2～3次服。

【功　用】

健脾升清,除湿止泻。

【主　治】

婴幼儿迁延性和慢性腹泻,脾胃虚弱证。症见:腹泻日久,大便质稀,夹有不消化食物,大便镜检无殊,面色萎黄,舌淡,苔薄白,脉细或指纹淡紫。

【解　读】

该方由钱乙《小儿药证直诀》之七味白术散加味而成,全方融补、运、温、升、降为一体,补而不滞。以四君子汤补脾益气,藿香、广木香降泄浊阴,葛根升腾清气。诸药相合,脾气益而复健运,脾湿运而泄止。

【儿科应用】

盛老师临床以本方加减,用于治疗婴幼儿迁延性和慢性腹泻,证属脾胃虚弱者。临床以腹泻日久,大便质稀,夹有不消化食物,大便镜检无殊,面色萎黄,舌质淡,苔薄白,脉细或指纹淡紫为辨证要点。

临证需加减:若患儿久泻不止,四肢欠温,面色㿠白,舌质偏淡,苔薄润,可酌加淡附子 3~6g,温补肾阳以止泻;胃纳不振者,可酌加炒谷芽、炒麦芽;舌苔花剥者,去藿香,酌加芍药、乌梅酸甘化阴。

医案 患儿,赵某,男,2 岁 6 个月。反复腹泻 2 个月。2 个月前因受风寒出现腹泻,大便日解 3~5 次,质稀,夹有不消化食物,大便镜检无白细胞、红细胞,后经西医治疗好转,大便一直不成形,胃纳欠佳,多汗。家长转诊中医。刻见:面色萎黄,口舌淡,苔薄白,指纹淡紫。辨证脾气亏虚,脾胃失和。治宜健脾升清,理气化湿。治予健脾止泻汤加减。处方:太子参 6g,白术 9g,茯苓 9g,甘草 6g,藿香 6g,木香 3g,葛根 9g,炒米仁 9g,芡实 6g,干姜 3g。7 剂。

二诊:患儿面色转润,胃纳渐增,大便转实。续进 7 剂,诸症皆愈。

按语:患儿素体脾虚,外受风寒,脾失运化,致大便溏泄,反复日久不愈。予健脾止泻汤健脾升清,理气温运。脾之运化复常,泄泻自止。

(连俊兰)

健脾止泻汤

健脾止泻四君子,二香葛米芡砂仁,
升清降浊健脾气,小儿腹泻此方良。

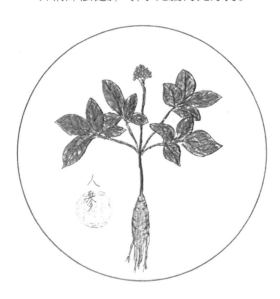

补中益气汤

【出　　典】

金李东垣《内外伤辨惑论》。

【经典组成】

黄芪五分(病甚、劳役热甚者一钱)　甘草(炙)五分　人参(去芦)三分　当归(酒焙干或晒干)二分　橘皮(不去白)二分或三分　升麻二分或三分　柴胡二分或三分　白术三分

【经典用法】

上药咬咀,都作一服。水二盏,煎至一盏,去滓,食远,稍热服。

【功　　用】

补中益气,升阳举陷。

【主　　治】

1.脾胃气虚证。饮食减少,体倦肢软,少气懒言,面色萎黄或㿠白,大便稀溏,舌淡,脉大而虚软。

2.气虚下陷证。脱肛,子宫脱垂,久泻久痢,崩漏等。

3.气虚发热证。身热自汗,渴喜热饮,气短乏力,舌淡,脉虚大无力。

【解　　读】

补中益气汤是李东垣根据《素问·至真要大论》"损者益之""劳者温之"之旨而制定的,为补气升阳、甘温除热的代表方。方中以黄芪为君,补中益气,升阳固表,配伍人参、炙甘草、白术补气健脾为臣药,当归养血和营,协人参、黄芪补气养血,陈皮理气和胃,使诸药补而不滞,共为佐药。少量升麻、柴胡升阳举

陷,协助君药以升提下陷之中气,共为佐使,炙甘草调和诸药为使药。诸药合用,使气虚者补之,气陷者升之,气虚发热者,得此甘温益气而除之,元气内充,清阳得升,则诸证自愈。

【方论精选】

明吴昆《医方考》:"脾主四肢,故四肢勤动不息,又遇饥馁,无谷气以养,则伤脾,伤脾故令中气不足,懒于言语;脾气不足以胜谷气,故恶食;脾弱不足以克制中宫之湿,故溏泄;脾主肌肉,故瘦弱。五味入口,甘先入脾,是方也,参、芪、归、术、甘草,皆甘物也,故可以入脾而补中气,中气者,脾胃之气也。人生与天地相似,天地之气一升,则万物皆生,天地之气一降,则万物皆死。故用升麻、柴胡为佐,以升清阳之气,所以法象乎天之升生也。用陈皮者,一能疏通脾胃,一能行甘温之滞也。"

明赵献可《医贯》:"凡脾胃喜甘而恶苦,喜补而恶攻,喜温而恶寒,喜通而恶滞,喜升而恶降,喜燥而恶湿,此方得之。……东垣创立此方,以为邪之所凑,其气必虚,必伤者多,外感者间有之,纵有外邪,亦是乘虚而入,但补其中益其气而邪自退,不必攻邪,攻则虚者愈虚,而危亡随其后矣。倘有外感而内伤不甚者,即于本方中酌加对证之药,而外邪自退。所谓仁义之师,无敌于天下也。至于饮食失节,劳役过度,胃中阳气自虚,下陷于阴中而发热者,此阳虚自病,误作外感而发散之,益虚其虚矣,为害岂浅哉!心肺在上,肾肝在下,脾胃处于中州,为四脏之主气者,中焦无形之气,所以蒸腐水谷,升降出入,乃先天之气,又为脾胃之主,后天脾土非得先天之气不行。是方盖为此气因劳而下陷于肾肝,清气不升,浊气不降,故用升麻使由右腋而上,用柴胡使由左腋而上,非借参、芪之功,则升提无力,是方所以补益后天中之先天也。"

清陈士铎《辨证录》:"人有气虚,气息短促不足以息,与劳役形体气急促者迥殊。懒于言语,饮食无味,身体困倦,人以为气痨也,谁知是阳虚下陷,由于内伤其元气乎?夫元气藏于关元之中,上通肺而下通肾。元气不伤,则肾中真阳自升于肺,而肺气始旺,行其清肃之令,分布于五脏七腑之间;若元气一伤,不特真阳不能上升,且下陷于至阴之中,以生热矣。此热乃虚热,非实热也。实热可泻,虚热宜补,故必用甘温之药,以退其虚热。然而单用甘温以退其热,不用升提之味以挈其下陷之阳,则阳沉于阴,而气不能举,虽补气亦无益也;即升提其气矣,不用补气之味,则升提力弱,终难轻举其气也。方用补中益气汤。……李东垣一生学问,全注于此方,妙在用柴胡、升麻于参、术芪、归之内,一从左旋而升心、肝、肾之气;从右旋而生肺、脾、胃、命门之气,非仅升举上、中二焦之气也。"

清罗美《古今名医方论》："凡脾胃一虚,肺气先绝,故用黄芪护皮毛而闭腠理,不令自汗;元气不足,懒言气喘,人参以补之;炙甘草之甘以泻心火而除烦,补脾胃而生气。此三味,除烦热之圣药也。佐白术以健脾;当归以和血;气乱于胸,清浊相干,用陈皮以理之,且以散诸甘药之滞;胃中清气下沉,用升麻、柴胡气之轻而味之薄者,引胃气以上腾,复其本位,便能升浮以行生长之令矣。补中之剂,得发表之品而中自安;益气之剂,赖清气之品而气益倍,此用药有相须之妙也。"

【儿科应用】

补中益气汤儿科常用剂量:黄芪 9～15g,炙甘草 3～6g,太子参 6～10g,当归 6～10g,橘皮 3～6g,升麻 3～6g,柴胡 3～6g,炒白术 6～12g。现代用法:水煎,温服,每日 2 次;或作丸剂,每服 10～15g,每日 2～3 次,温开水或姜汤下。

盛老师临床常以本方加减,用于治疗小儿脱肛、慢性胃肠炎、重症肌无力、虚体感冒、过敏性鼻炎、低热、遗尿、蛋白尿等病证,辨证属脾胃气虚或中气下陷者。

补中益气汤是根据"损者益之""劳者温之"之旨而制定的,为补气升阳、甘温除热的代表方。临床以体倦乏力,少气懒言,面色晄白,脉虚软无力为辨证要点。阴虚发热及内热炽盛者忌用。

临床应用本方,柴胡、升麻的用量不宜过大,它是在补气的基础上使用的。临证可加减:虚人外感,可酌加苏叶以增辛散之力;尿频遗尿,可合缩泉丸;兼湿热阻滞者,酌加茯苓、泽泻、黄连除湿清热。

盛老师认为过敏性鼻炎虚者以肺气虚、脾气虚为主,可用补中益气汤合玉屏风散补益肺脾,以升清阳。寒者以中阳不足、脾肾阳虚为主,可合用苓桂术甘汤温阳散寒,或麻黄细辛附子汤、肾气丸温补肾阳。

医案 患儿,金某,男,3 岁。2016 年 10 月 17 日初诊。反复流清涕 2 个月余。患儿 2 个月前受凉后出现流清涕,量多,晨起明显,喷嚏,鼻痒,无鼻塞,清晨偶咳嗽,无发热,无呕吐腹泻,自服感冒药(具体不详)未缓解,遂至耳鼻咽喉科就诊,诊断为"过敏性鼻炎",予糠酸莫米松鼻喷雾剂喷鼻治疗。家长考虑为激素类药物而未用,转求中医诊治。诊见:面色晄白,胃纳欠振,大便可,易疲劳,咽不红,舌淡红,苔薄白,脉细。中医诊断:鼻鼽,肺脾气虚证。西医诊断:过敏性鼻炎。治拟益气固表,健脾升清。处方:生黄芪9g,炒白术9g,防风6g,升麻3g,柴胡6g,陈皮6g,太子参9g,白茯苓9g,桂枝3g,甘草6g,生麦芽12g,五味子6g。7 剂。

二诊：流涕较前明显减少，仍未净，清涕，无咳嗽，无发热，近2天时有呕吐，大便偏溏，日解1～2次，胃纳欠振，咽不红，舌淡红，苔薄腻，脉细。治拟益肺健脾，和胃助运。处方：姜半夏6g，白茯苓9g，陈皮6g，甘草6g，炒白术9g，太子参6g，炒谷芽10g，炒麦芽10g，防风3g，生黄芪9g，炙枇杷叶9g。7剂。继服7剂，诸症悉愈。

按语：患儿流清涕日久，量多，喷嚏频作，鼻痒，胃纳欠振，结合舌苔、指纹，证属肺脾气虚。以补中益气汤健脾升清为主，合以苓桂术甘汤温阳化饮，玉屏风散益肺固表，五味子收敛固涩，生麦芽消积。诸药合用，标本兼治。二诊病情得稳，继以六君子汤合玉屏风散加味以善后。

（王海云）

补中益气汤

补中益气芪术陈，升柴参草当归身，
虚劳内伤功独擅，亦治阳虚外感因。

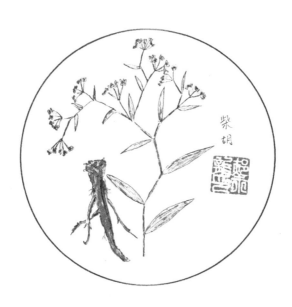

升阳益胃汤

【出　　典】

金李东垣《脾胃论》。

【经典组成】

黄芪二两　半夏　人参　炙甘草　各一两　白芍药　防风　羌活　独活
各五钱　陈皮　茯苓　泽泻　柴胡　白术　各三钱　黄连二钱

【经典用法】

上药㕮咀,每服三钱至五钱,加生姜五片、大枣两枚,用水三盏,煎至一盏,
去滓,早餐后温服。

【功　　用】

益气升阳,清热除湿。

【主　　治】

脾胃气虚,湿郁生热证。怠惰嗜卧,四肢不收,体重节肿,口苦舌干,饮食无
味,食不消化,大便不调。

【解　　读】

升阳益胃汤出自金李东垣所著之《脾胃论》,原方主治"肺之脾胃虚",治疗
脾胃虚弱所致之肺病,论曰"脾胃之虚,怠惰嗜卧,四肢不收,时值秋燥令行,湿
热少退,体重节痛,口苦舌干,食无味,大便不调,小便频数,不嗜食,食不消,兼
见肺病,洒淅恶寒,惨惨不乐,面色恶而不和,乃阳气不伸故也。当升阳益胃,名
之曰升阳益胃汤"。升阳益胃汤以升阳为主,虽名益胃,实则益脾。方中六君子
汤助阳益胃,补脾胃之上药,加黄芪以补肺而固卫,芍药敛阴而调荣,羌活、独

活、防风、柴胡以除湿痛而升清阳,茯苓、泽泻以泄湿热而降浊阴,少佐黄连以退阴火。补中有散,发中有收,使气足阳升,则正旺而邪服矣。

【方论精选】

清吴昆《医方考》:"脾土虚弱不能制湿,故体重节痛,不能运化精微,故口干无味,中气既弱,传化失宜,故大便不调,小便频数也,洒淅恶寒,肺弱表虚也,面色不乐,阳气不伸也,是方半夏、白术,能燥湿,茯苓、泽泻渗之,二活、防风、柴胡能升举清阳之气,黄连疗湿热,陈皮平胃气,参、芪、甘草以益胃,白芍酸收用以和荣,而协羌活、柴胡辛散之性,盖古人用辛散必用酸收,所以防其峻厉,犹兵家之节制也。"

清喻昌《医门法律》:"升阳益胃者,因其人阳气遏郁于胃土之中,胃虚不能升举其阳,本《内经》火郁发之之法,益其胃以发其火也。升阳方中,半用人参、黄芪、白术、甘草益胃,半用独活、羌活、防风、柴胡升阳,复以火本宜降,虽以其性而升之,不得不用泽泻、黄连之降,以分杀其势。制方之义若此。"

清汪昂《医方集解》:"此足太阴、阳明药也。六君子助阳益胃,补脾胃之上药也。加黄芪以补肺而固卫,芍药以敛阴而调荣,羌活、独活、防风、柴胡以除湿痛而开清阳,茯苓、泽泻以泄湿热而降浊阴,少佐黄连以退阴火。补中有散,发中有收,使气足阳升,则正旺而邪服矣。"

【儿科应用】

升阳益胃汤儿科常用剂量:黄芪 9～15g,制半夏 6～10g,太子参 6～10g(或党参 6～9g),炙甘草 3～6g,炒白芍 6～12g,防风 3～9g,羌活 6～9g,独活 3～9g,陈皮 3～6g,茯苓 6～10g,泽泻 6～9g,柴胡 6～9g,炒白术 6～12g,黄连 1～3g。现代用法:水煎,温服,每日 2 次。

盛老师临床常以升阳益胃汤加减,用于治疗紫癜性肾炎、慢性胃炎、肾病综合征、单纯性血尿、蛋白尿等,辨证属脾胃气虚、湿郁生热证者。

盛老师治疗小儿紫癜性肾炎积累了丰富的临床经验。小儿紫癜性肾炎病因病机涉及外感、内伤诸多方面。风、热、寒、湿之邪入侵是其病之外因,肺、脾、肾三脏功能失调是其病之内因。封藏失职、精微外泄、湿浊(湿热毒)之邪内蕴是其主要发病机制。以正气虚弱为本,尤以气虚、阴虚之虚为主;邪实蕴郁为标,尤以湿热之实为主,属本虚标实、虚实夹杂的病证。

小儿紫癜性肾炎中医辨证属脾胃虚弱,清阳不升,湿邪留恋或湿蕴化热,均可以使用升阳益胃汤加减。患儿多表现为紫癜性肾炎迁延日久,蛋白尿或血尿,面色萎黄,四肢困倦,胃纳欠振,大便易溏,舌质不红,苔白腻或薄黄腻,脉细等。

医案 患儿,李某,男,10岁。2014年11月15日初诊。反复四肢紫癜伴尿检异常1个月余,再发2天。当地医院住院治疗,出院诊断:过敏性紫癜,紫癜性肾炎。出院后,紫癜反复,以下肢为主,紫癜鲜红色,量多,无便血,咽红,胃纳正常,大便偏干。尿检:红细胞(++)/HP。舌质红,苔白腻,脉滑数。治拟凉血清利,祛风化湿,以犀角地黄汤加味。处方:水牛角15g,生地黄10g,赤芍10g,牡丹皮10g,荆芥9g,防风9g,姜半夏10g,蝉蜕6g,白僵蚕6g,白茅根30g,茜草10g,紫草15g,小蓟草10g。14剂。

二诊:患儿紫癜明显消退,偶新发,能自行消退,无腹痛,胃纳欠振。尿检:红细胞(++)/HP,尿蛋白(+)。面色欠华,舌淡红,舌体偏大,苔薄腻,脉细弦。治拟健脾升阳,凉血清利,以升阳益胃汤加减。处方:姜半夏10g,白茯苓15g,生白术15g,柴胡9g,防风9g,独活9g,白茅根30g,玉米须30g,紫草10g,茜草10g,陈皮6g,牡丹皮9g。7剂。

之后以本方加减治疗3个月。随访半年,紫癜未发。

按语:患儿紫癜反复月余,初诊紫癜色鲜红,量多,血尿,咽红,舌质红,苔白腻,脉滑数。中医辨证热迫血行,以犀角地黄汤加味。治疗2周,紫癜明显消退,胃纳欠振,面色欠华,舌淡红,舌体偏大,苔薄腻,脉细弦。证转虚实夹杂,故以升阳益胃汤健脾升阳,加紫草、茜草、牡丹皮以凉血,白茅根、玉米须以清利。全方消补兼施,祛邪扶正,紫癜退而不发。

(王海云)

升阳益胃汤

升阳益胃参术芪,黄连半夏草陈皮,
苓泻防风羌独活,柴胡白芍姜枣随。

玉屏风散

【出　　典】

宋《究原方》,录自《医方类聚》卷一百五十。

【经典组成】

防风一两　黄芪(蜜炙)　白术　各二两

【经典用法】

上药咬咀,每服三钱,用水一盏半,加大枣一枚,煎至七分,去滓,食后热服。

【功　　用】

益气固表止汗。

【主　　治】

表虚自汗。汗出恶风,面色白,舌淡苔薄白,脉浮虚。亦治虚人腠理不固,易感风邪。

【解　　读】

玉屏风散以黄芪为君药,甘温益气,固表止汗;白术为臣药,健脾益气,固表止汗;芪、术合用,大补脾肺之气,脾胃健旺,肌表充实,则汗不易泄,邪不易侵。防风佐药,走表以祛风邪。黄芪得防风,固表而不恋邪;防风得黄芪,祛邪不伤正。三药配伍,其效犹如御风之屏障,而又珍贵如玉,故名之曰"玉屏风散"。

【方论精选】

明吴昆《医方考》:"气虚自汗者,此方主之。自汗者,无因而自汗也。常人不自汗者,由卫气固卫于外,津液不得走泄,所谓阳在外,阴之卫也。卫气一亏,则不足以固津液,而自渗泄矣,此自汗之由也。白术、黄芪所以益气,然甘者性缓,不能速达于表,故佐之以防风。东垣有言:黄芪得防风而功愈大,乃相畏而相使者也。"

清罗美《古今名医方论》:"防风遍行周身,称治风之仙药,上清头面七窍,内除骨节疼痹、四肢挛急,为风药中之润剂,治风独取此味,任重功专矣。然卫气者,所以温分肉而充皮肤,肥腠理而司开阖。惟黄芪能补三焦而实卫,为玄府御风之关键,且无汗能发,有汗能止,功同桂枝,故又能治头目风热、大风癞疾、肠风下血、妇人子脏风,是补剂中之风药也。所以防风得黄芪,其功愈大耳。白术健脾胃,温分肉,培土即为宁风也。夫以防风之善驱风,得黄芪以固表,则外有所卫,得白术以固里,则内有所据,风邪去而不复来,当倚如屏,珍如玉也。"

【儿科应用】

玉屏风散儿科常用剂量:防风 3~6g,黄芪(蜜炙)9~15g,炒白术 6~12g。现代用法:研末,每日 2 次,每次 6~9g,大枣煎汤送服;亦可作汤剂,水煎服,每日 2 次。

盛老师常以本方加减,用于治疗小儿汗证、过敏性鼻炎、上呼吸道感染等病证,辨证属表虚不固而外感风邪者。

玉屏风散是治疗小儿汗证最常用的方剂之一。盛老师认为小儿汗证多兼见气虚阴虚,气虚又夹有湿邪、食积者多见,故临证无论自汗、盗汗,若属气虚不固,感受风邪,腠理开泄为主要病机者,即可用玉屏风散治疗。兼阴虚者,酌加乌梅、龙骨、牡蛎等;夹有湿邪者,尤其在暑令时节,酌加藿香、佩兰、白豆蔻等;夹有食积者,酌加谷芽、麦芽、鸡内金等。

盛老师临床运用玉屏风散,除用于治疗小儿汗证外,以其屏风之名,用其御风之能,在小儿慢性咳嗽、鼻窦炎、支气管哮喘缓解期、反复呼吸道感染缓解期、肾病综合征等疾病的治疗中,如病因感受风邪而导致病情反复者,均以玉屏风散加减。"风为百病之长,善行而数变",风邪可视作诸多因素如病原体、理化刺激、变应原等的总称。小儿慢性咳嗽、鼻窦炎、支气管哮喘、反复呼吸道感染、肾病综合征等患儿多素体肺脾气虚,又有触冒风邪,祛邪无力而致风邪稽留,导致病程迁延,病情反复。故治风是重要大法,"治风者,不患无以驱之,而患无以御之;不畏风之不去,而畏风之复来"。

临证以玉屏风散加味,常重用黄芪,因黄芪为补益肺气之要药。本经谓其"主大风",实为补剂中之风药,与防风相伍,相畏而相使,则风邪去而不复来,为正本清源之用。

医案 患儿,涂某,女,4岁9个月。2010年2月28日初诊。反复咳嗽月余,晨起咳多,伴鼻塞、清涕,时作嚏,多汗,舌淡红,苔薄白,脉细滑。浙江大学医学院附属儿童医院检查示过敏性鼻炎,鼻咽部侧位X线片示腺样体肥大。西医诊断:上气道咳嗽综合征。中医诊断:咳嗽,肺虚失固,风邪留恋证。治拟疏风宣窍,益气固表。处方:蜜黄芪12g,炒白术9g,防风6g,白芷9g,辛夷9g,苍耳子9g,川芎6g,细辛3g,甘草6g,浙贝母10g,苦杏仁9g。7剂。

二诊: 患儿咳平,但仍鼻塞,治拟原法。上方去苍耳子、苦杏仁、细辛,加石菖蒲6g。7剂。再服7剂,诸症消失。

按语: 患儿素体肺脾气虚,触感风邪而致肺虚失固,风邪留恋之证,故以玉屏风散益气御风为基础方,合用苍耳子散宣肺通窍,契合病机,而获良效。

（王其莉）

玉屏风散

玉屏风散最有灵,芪术防风鼎足形,
表虚汗多易感冒,药虽相畏效相成。

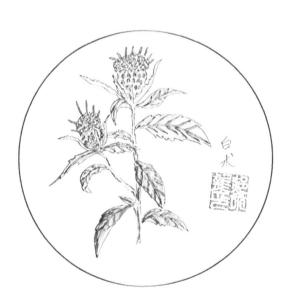

黄芪桂枝五物汤

【出　典】

汉张仲景《金匮要略》。

《金匮要略·血痹虚劳病脉证并治第六》:"血痹阴阳俱微,寸口关上微,尺中小紧,外证身体不仁,如风痹状,黄芪桂枝五物汤主之。"

【经典组成】

黄芪三两　芍药三两　桂枝三两　生姜六两　大枣十二枚

【经典用法】

上五味,以水六升,煮取二升,温服七合,日三服。

【功　用】

益气温经,和血通痹。

【主　治】

素体营卫不足,外受风邪所致血痹。肌肤麻木不仁,肢节疼痛,或汗出恶风,脉微。

【解　读】

黄芪桂枝五物汤由黄芪、桂枝、芍药、生姜、大枣组成。张仲景《金匮要略》原方用于治疗阴阳俱微之血痹症,正如《灵枢·邪气脏腑病行》言"阴阳形气俱不足,勿取以针而调以甘药也"。该方由桂枝汤化裁而来,去甘草,加生黄芪甘温益气,加强固表益气补虚之功;倍用生姜,加强温中通阳之效。方中黄芪为君,甘温益气,补在表之卫气。桂枝散风寒而温经通痹,与黄芪配伍,益气温阳,和血通经。桂枝得黄芪,益气而振奋卫阳;黄芪得桂枝,固表而不致留邪。芍药

141

养血和营而通血痹,与桂枝合用,调营卫而和表里,两药为臣。生姜辛温,疏散风邪,以助桂枝之力;与黄芪配合,通阳益气,驱邪除痹。大枣甘温,益气养血,以资黄芪、芍药之功;与生姜为伍,又能和营卫,调诸药,以为佐使。

【方论精选】

清徐忠可《金匮要略论注》:"此由全体风湿血相搏,痹其阳气,使之不仁。故以桂枝壮气行阳,芍药和阴,姜、枣以和上焦荣卫,协力驱风,则病原拔,而所入微邪亦为强弩之末矣。此即桂枝汤去草加芪也,立法之意,重在引阳,故嫌甘草之缓小。若黄芪之强有力耳。"

清陈修园《金匮要略浅注》:"一见脉微,则知其阳气不足;一见脉涩,则知其阴之多阻……今诊其关上寸口而小紧,紧为邪征,又合各部之微涩,可知阳伤,而邪因以阻其阴,必得气通,而血方可循其度。"

【儿科应用】

黄芪桂枝五物汤儿科常用剂量:黄芪 9~15g,炒白芍 6~12g,桂枝 3~6g,生姜 3~6g,大枣 10~15g。现代用法:水煎,温服,每日 2 次。盛老师临证应用本方时多去生姜。

本方即桂枝汤去甘草,倍生姜,加黄芪而成,旨在温通阳气,驱风散邪,调畅营卫。盛老师临床常以本方加减,用于治疗小儿汗病、皮炎、手足麻木等,辨证属营卫不足、外受风邪者。临床以多汗,手足不温,舌淡,脉细无力为辨证要点。

小儿汗病以虚证多见或呈虚实夹杂,与小儿脏腑娇嫩、形气未充、肺脾肾气不足有关,临床多见肺脾气虚、营卫不和之证,正如宋《小儿卫生总微论方·汗论》所言"营卫相随……营周于身,环流不息,营阴有阻,虚则津液泄外越,卫虚则不能固密,固喜汗出而遍身"。无论是自汗还是盗汗,都与营卫运行关系密切,故调和营卫是治疗小儿汗病的重要治法。盛老师临证灵活运用本方,如口干喜饮、舌红苔少或花剥者,可合用生脉散;如烦躁不安、口臭便秘、舌苔黄腻者,可加黄芩、焦三仙;如疲乏无力、脾胃虚弱者,可合四君子汤。

医案 患儿,郑某,男,5 岁。2016 年 11 月 13 日初诊。多汗 1 年。1 年前肺炎治愈后出现多汗,以白天为主,动则汗出,湿透衣服,明显多于同龄人。面色少华,大便偏稀,胃纳少,小便如常,舌淡红,苔薄白,脉细。既往体虚易感冒,有过敏性鼻炎病史。治拟益气固表,调和营卫。处方:黄芪 10g,桂枝 3g,炒白芍 9g,炒白术 9g,浮小麦 15g,太子参 6g,炒谷芽 9g,炒麦芽 9g,大枣 15g。7 剂。

二诊：药服 7 剂，诸症好转，治拟原法，上方巩固 1 周。

按语：患儿素体虚弱，肺卫不固，易患感冒，反复发病，伤及中焦，运化失职，不能充实营卫，营阴不能内守，卫阳外越，固见多汗，动则汗出，面色少华，大便偏稀，舌淡红，苔薄白，脉细等症。方以黄芪桂枝五物汤益气固表，调和营卫，太子参、白术健脾益气，鼓舞中焦，谷芽、麦芽消食开胃，以增化源。

（连俊兰）

黄芪桂枝五物汤

黄芪桂枝五物汤，芍药大枣与生姜，
益气温经和营卫，血痹风痹功效良。

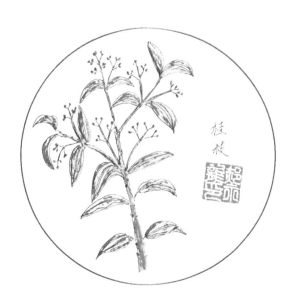

生脉散(生脉饮)

【出　　典】

金张元素《医学启源》。

【经典组成】

人参五分　麦门冬五分　五味子七粒

【经典用法】

长流水煎,不拘时服。

【功　　用】

益气生津,敛阴止汗。

【主　　治】

1.温热、暑热,耗气伤阴证。汗多神疲,体倦乏力,气短懒言,咽干口渴,舌干红少苔,脉虚数。

2.久咳肺虚,气阴两虚证。干咳少痰,短气自汗,口干舌燥,苔薄少津,脉虚数或虚细。

【解　　读】

生脉散方中君以人参甘温,大补元气,止渴生津;臣以麦冬甘寒,清心育阴,润肺生津;佐以五味子酸温,敛肺止汗,固肾生津。三药合用,一补一清一敛,共成益气生津、敛阴止汗之功,可使气充而脉复,故以"生脉"名之。

【方论精选】

明吴昆《医方考》:"肺主气,正气少故少言,邪气多故多喘。此小人道长、君子道消之象。人参补肺气，麦冬清肺气，五味子敛肺气，一补一清一敛，养气之道毕矣。名曰生脉，以脉得气则充，失气则弱。"

清罗美《古今名医方论》引柯韵伯："麦冬甘寒，清权衡治节之司；人参甘温，补后天营卫之本；五味酸温，收先天天癸之原。三气通而三才立，水升火降，而合既济之理矣。"

清汪昂《医方集解》："人参甘温，大补肺气为君；麦冬止汗，润肺滋水，清心泻热为臣；五味酸温，敛肺生津，收耗散之气为佐。盖心主脉，肺朝百脉，补肺清心，则元气充而脉复，故曰生脉也。夏月炎暑，火旺克金，当以保肺为主，清晨服此，能益气而祛暑也。"

【儿科应用】

生脉散儿科常用剂量：太子参 6～10g，麦门冬 6～9g，五味子 3～6g。现代用法：水煎，温服，每日 2 次。

盛老师临床常运用本方治疗急性发热、久病重病之后气阴耗伤，或素体气阴两虚患儿的病后调养，如肺炎、病毒性心肌炎等疾病的恢复期，以形体消瘦、汗出较多、神萎不振、口干、唇舌淡红、苔少或花剥为特点。

小儿"脏腑娇嫩，形气未充"，卫外功能较差，触感外邪而易罹患肺炎、心肌炎等病。此类疾病病程多长，邪正斗争过程中正气耗伤，气伤而致气虚。小儿"纯阳之体"，感邪后易从热化火，热迫汗出，或治疗过程中某些药物特别是退热药的运用，致出汗过度，阴津亏损，易造成气阴两虚；或外邪已祛，心肺气虚，夹有热象，此多为阴虚所致，故以生脉散为基础方，益气养阴，调补心肺。

临床应用时，喜用太子参代人参，因其补气不峻猛，生津不恋邪，平补之性契合儿童稚阴稚阳之体。如伴纳少不眠，不时汗出，为气阳偏虚，可合玉屏风散益肺固表；如伴心烦难寐，容易惊醒，为心脾不足，可合归脾汤补养心脾；如伴低热不退，手足心热，为虚热较甚，酌加地骨皮、牡丹皮清退虚热。

医案　患儿，齐某，女，6 岁。2015 年 7 月 16 日初诊。咳嗽半月余来诊。外感反复咳嗽，病初伴发热、气喘。血常规＋C 反应蛋白未见明显异常，胸片提示支气管肺炎。予静脉滴注抗生素及激素、口服退热药、雾化吸入等治疗后，热退、喘平。现症见咳嗽未净，干咳无痰，动则汗出，疲倦乏力，胃纳欠振，二便正常，舌红苔少，脉细。西医诊断：肺炎恢复期。中医诊断：咳嗽，肺脾两虚，气阴不足证。治拟益肺健脾，益气养阴。处方：太子参 9g，浙麦冬 6g，五味子 3g，南北沙参各 9g，蜜黄芪 9g，炒白术 9g，防风 3g，玄参 9g，桔梗 6g，炙甘草 6g。7剂。7 剂后咳嗽自平，嘱其饮食调养以善后。

　　按语：患儿肺炎后，气阴耗伤，肺脾两虚，脾气不旺，肺卫不固而见上述症状，故以生脉散合玉屏风散益肺健脾，益气养阴，方证相应，效如桴鼓。

（王其莉）

生 脉 散

　　生脉麦味与人参，保肺清心治暑淫，
　　气少汗多兼口渴，病危脉绝急煎斟。

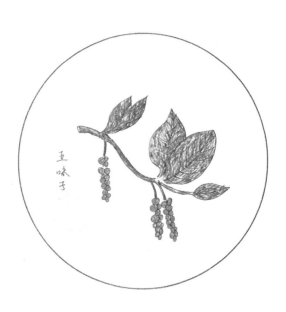

归 脾 汤

【出　　典】

宋严用和《重订严氏济生方》。

【经典组成】

白术一两　茯神(去木)一两　黄芪(去芦)一两　龙眼肉一两　酸枣仁(炒去壳)一两　人参半两　木香(不见火)半两　甘草(炙)二钱半　当归一钱　远志(蜜炙)一钱(当归、远志两味,是从明薛己《校注妇人良方》补入)

【经典用法】

上药㕮咀,每服四钱,水一盏半,枣一枚,煎至七分,去滓温服,不拘时候。

【功　　用】

健脾益气,补血养心。

【主　　治】

1.心脾气血两虚证。心悸怔忡,健忘失眠,盗汗,体倦食少,面色萎黄,舌淡,苔薄白,脉细弱。

2.脾不统血证。便血,皮下紫癜,妇女崩漏,月经提前,量多色淡,或淋漓不止,舌淡,脉细弱。

【解　　读】

归脾汤健脾与养心并重,更具益气补血之功。方中人参、黄芪、白术、炙甘草补脾益气,以使营血生化有源;生姜、大枣补中健胃,以增强脾胃化生气血的功能;当归、龙眼肉补血养心而安神;酸枣仁、茯苓、远志宁心安神定志;木香行气醒脾开胃,又可防大量益气补血药滋腻妨碍脾胃功能,使补而不滞、滋而不腻。诸药配合,共成养心与健脾同施,益气与补血相融之剂。气旺脾健则营血生化有源,血能养心则神藏心宁,气血相融而阳能入阴,使阴阳交泰,昼精夜寐,自无心悸、失眠、健忘等心神不宁之证。本方的配伍特点,一是心脾同治,重点在脾,使脾旺则气血生化有源,方名归脾,意在于此;二是气血并补,但重在补气,意即气为血之帅,气旺血自生,血足则心有所养;三是补气养血药中佐以木香理气醒脾,使补而不滞。

【方论精选】

清汪绂《医林纂要探源》:"脾不健则血不生,脾血不生则心无所用,是以有怔忡、健忘、惊悸、盗汗、发热、体倦、食少、不眠诸证。以血少则木枯而魂离,木枯魂离则火炎而神荡,至于魂离神荡,则血且逐火妄行,而有吐衄、肠风、崩漏诸证。方中参、术、甘、芪为主,皆以补脾生血,而当归、龙眼以滋之,木香以舒其气,皆脾药也;其用茯苓(多用茯神)、枣仁、远志,则所以安心神以止其妄。然忧思所以伤脾,而忧思者心也,心之用血无节,以至脾之所化不足以供之,则脾伤矣,故引水济火以敛其心而安之,正所以使脾不至于伤,而安火亦所以生土。补中益气汤意主于气,而未尝不留心于血;此方意主于血,而未尝不先补其气,要皆以脾胃为主。其曰归脾者,药不皆入脾而用实归于脾,非使血归脾之说也。"

清王子接《绛雪园古方选注》:"归脾者,调四脏之神志魂魄,皆归向于脾也。盖五味入胃,必藉脾与胃行其津液,以转输于四脏。而四脏亦必先承顺乎脾,而为气化流行之根本。假如土者,生万物而法天地,为博厚之体,然无水则燥,无火则溢,无木则实,无金则死。《阴符经》曰:生者死之根,死者生之根也。参、术、神、草四君子汤,以健脾胃,佐以木香醒脾气,桂圆和脾血,先为调剂中州,复以黄芪走肺固魄,枣仁走心敛神,安固膈上二脏;当归入肝,芳以悦其魂,远志入肾,辛以通其志,通调膈下二脏。四脏安和,其神志魂魄自然归向于脾,而脾亦能受水谷之气灌溉四旁,荣养气血矣。独是药性各走一脏,足经方杂用经药者,以黄芪与当归、枣仁与远志,有相须之理,且黄芪味入脾而气走肺,枣仁味入肝而色走心,故借用不悖。四君子汤用茯苓,改用茯神者,以苓为死气,而神得松之生气耳。"

【儿科应用】

归脾汤儿科常用剂量:炒白术 6～12g,茯苓 6～10g,黄芪 9～15g,龙眼肉 6～12g,酸枣仁 6～10g,太子参 6～10g,木香 3～6g,炙甘草 3～6g,当归 6～10g,远志 6～9g。现代用法:水煎,温服,每日 2 次。

盛老师临床以本方加减,用于治疗贫血、紫癜、失眠、生长发育迟缓等,辨证属心脾气血两虚及脾不统血者。临床以面色少华、心悸失眠、易疲劳、胃纳欠振、舌质偏淡、苔薄、脉细弱为辨证要点。

归脾汤治失眠以虚证为主,原方剂所载治思虑过度、劳伤心脾之失眠。儿科临床凡见气血不足引起的入睡不易或睡眠不实或睡中梦扰,均可加减运用,盛老师多合用甘麦大枣汤。

血小板减少性紫癜表现为紫癜反复不已,颜色淡,伴气血不足之象者,亦可以本方加减。临证可酌加仙鹤草等止血。

医案 患儿,李某,男,6 岁。2014 年 10 月 24 日初诊。入睡不易 1 年余。患儿面色欠华,夜寐不宁,入睡慢,胃纳欠振,大便易溏,每日 1 次。体重18kg,身高 112cm。舌质淡红,苔薄腻,脉细。近 1 年贫血,血红蛋白 100～106g/L。治法:益气健脾,养心安神。拟方归脾汤加减。处方:炒白术 10g,白茯苓 10g,蜜黄芪 10g,太子参 9g,炙甘草 6g,远志 6g,酸枣仁 9g,当归 9g,木香6g,淮小麦 30g,大枣 15g。7 剂。

二诊:患儿胃纳渐增,夜寐好转,以上方加减治疗 2 个月,诸症皆愈。

按语:患儿脾胃虚弱,生化乏源,心无所养,入睡不易,生长发育落后,以归脾汤加减益气健脾,补血养心。中州健,气血化源充足,心有所养,夜寐安宁,生长发育日趋正常。

（傅大治）

归 脾 汤

归脾汤用术参芪,归草茯神远志随,
酸枣木香龙眼肉,煎加姜枣益心脾,
怔忡健忘俱可却,肠风崩漏总能医。

六味地黄丸(地黄丸)

【出　　典】

宋钱乙《小儿药证直诀》。

【经典组成】

熟地黄八钱　山萸肉四钱　干山药四钱　泽泻三钱　牡丹皮三钱　茯苓(去皮)三钱

【经典用法】

上为末,炼蜜为丸,如梧桐子大。空心温水化下三丸。

【功　　用】

滋补肝肾。

【主　　治】

肝肾阴虚证。腰膝酸软,头晕目眩,耳鸣耳聋,盗汗,遗精,消渴,骨蒸潮热,手足心热,口燥咽干,牙齿动摇,足跟作痛,小便淋漓以及小儿囟门不合,舌红少苔,脉沉细数。

【解　　读】

六味地黄丸系由《金匮要略》肾气丸去桂、附而成。钱乙创制此方,原为治小儿肾虚诸病。《小儿药证直诀笺正》曰:"仲阳意中,谓小儿阳气甚盛,因去桂附而创立此丸,以为幼科补肾专药。"肾藏精,为先天之本,肾阴不足,则变生诸证。方中重用熟地甘微温,入肝肾经,滋阴补血,填精益髓,大补真阴,为君药。山茱萸酸涩微温,入肝肾经,补肝肾,秘精气;山药甘平,入肺、脾、肾三经,健脾补肺,固肾益精,共为臣药。泽泻甘寒,入肾、膀胱经,利水渗湿泄热;牡丹皮辛苦微寒,入心、肝、肾经,清热凉血,和血消瘀;茯苓甘淡平,入心、脾、肺经,补益心脾,淡渗利湿,共为佐使药。全方药仅六味,然三补三泻,以补为主,补中有泻,寓泻于补,补而不滞,合而成方,共奏滋补肾阴、三阴并治之效。

【方论精选】

清罗美《古今名医方论》:"君地黄以护封蛰之本,佐泽泻以疏水道之滞也。山药凉补,以培癸水之上源;茯苓淡渗,以导壬水之上源。加茱萸之酸温,藉以收少阳之火,以滋厥阴之液;牡丹皮辛寒,以清少阴之火,还以奉少阳之气也。"

清费伯雄《医方论·卷一》:"此方非但治肝肾不足,实三阴并治之剂。有熟地之腻补肾水,即有泽泻之宣泄肾浊以济之。有萸肉之温涩肝经,即有丹皮之清泻肝火以佐之。有山药收摄脾经,即有茯苓之淡渗脾湿以和之。药止六味而大开大合,三阴并治洵补方之正鹄也。"

秦伯未《谦斋医学讲稿》:"六味地黄丸主要是治肾阴亏损引起的瘦弱腰痛等证。虽然书上说治肝肾不足,也有说三阴并治,并谓自汗盗汗,水泛为痰,遗精便血、喉痛、牙痛……都能治疗,毕竟要认清主因、主脏、主证,根据具体病情而加减。假如认为阴虚证都能通治,对所有阴虚证都用六味地黄丸,肯定是疗效不高的。"

【儿科应用】

六味地黄丸儿科常用剂量:熟地黄(或生地黄)9～12g,山萸肉9～12g,干山药9～12g,泽泻6～9g,牡丹皮6～9g,茯苓6～9g。现代用法:水煎,温服,每日2次。

盛老师临床常以六味地黄丸加减,用于治疗小儿急性肾炎恢复期、迁延性肾炎、肾病综合征、小儿生长发育迟缓等病证,辨证属肾阴不足证者。

盛老师擅长以中医药治疗小儿肾病。在小儿肾病治疗的不同阶段,标本虚实主次不一,在用足量激素以后,患儿出现面色潮红、盗汗、烦躁易怒、头痛晕眩、手足心热、舌红少苔、脉细数等阴虚之症,多用本方加减,以滋阴补肾。

临证需加减:阴虚伴内热者,加知母、黄柏;血尿属肾阴不足者,加女贞子、旱莲草;兼见少气、自汗等气虚之证,可合用玉屏风散;肾精亏损明显者,加菟丝子、枸杞子、五味子。

医案 患儿,李某,男,4岁3个月。2016年3月3日初诊。确诊肾病综合征4个月。患儿于4个月前因蛋白尿就诊于浙江大学医学院附属儿童医院,确诊为肾病综合征,行激素治疗。现患儿尿蛋白转阴,库欣貌明显,毛发增多,面红,汗出较多,脾气稍急躁,胃纳可,二便无殊,咽稍红,舌红,苔剥而腻。治拟滋阴降火。处方:生地黄12g,山药12,蒸萸肉12g,牡丹皮9g,茯苓9g,泽泻9g,玉米须15g,女贞子10g,旱莲草10g,炒白芍10g,蜜黄芪12g,炙甘草6g。14剂。

此方加减治疗近2个月,激素规律减量,阴虚火旺诸证缓解。

按: 患儿肾病,久病伤阴,阴液损耗,致使肝肾阴虚,虚火上炎,故以六味地黄丸为主滋补肝肾之阴,合用女贞子、旱莲草滋阴清热,黄芪益气固表,炒白芍、炙甘草酸甘化阴,玉米须清利化浊。全方消补兼施,临床疗效显著。

（陈银银）

六味地黄丸

六味地黄益肝肾,茱薯丹泽地苓专,
更加知柏成八味,阴虚火旺自可煎。

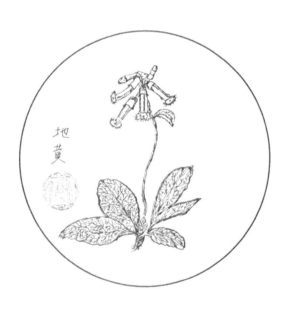

肾气丸(八味肾气丸)

【出　　典】

汉张仲景《金匮要略》。

《金匮要略·血痹虚劳病脉证并治第六》:"虚劳腰痛,少腹拘急,小便不利者,八味肾气丸主之。"

《金匮要略·痰饮咳嗽病脉证并治第十二》:"夫短气,有微饮,当从小便去之,苓桂术甘汤主之;肾气丸亦主之。"

《金匮要略·消渴小便不利淋病脉证并治第十三》:"男子消渴,小便反多,以饮一斗,小便一斗,肾气丸主之。"

此外,还见于《金匮要略·妇人杂病脉证并治第二十二》。

【经典组成】

干地黄八两　薯蓣(山药)四两　山茱萸四两　泽泻三两　茯苓三两　牡丹皮三两　桂枝一两　附子(炮)一两

【经典用法】

上为细末,炼蜜为丸,如梧桐子大,酒下十五丸,日再服。

【功　　用】

补肾助阳。

【主　　治】

肾阳不足证。腰痛脚软,身半以下常有冷感,少腹拘急,小便不利,或小便反多,入夜尤甚,阳痿早泄,舌淡而胖,脉虚弱,尺部沉细;以及痰饮、水肿、消渴、脚气、转胞等。

【解　读】

金匮肾气丸为《金匮要略》中的治肾祖方,专为肾阳不足之证而设。肾为先天之本,腰为肾之府,肾阳虚衰,经脉失于温养,则腰脊膝胫酸痛乏力,身半以下常有冷感;肾主水,肾阳虚弱,不能化气行水,水湿内停,则小便不利,少腹拘急,甚则发为水肿、痰饮、脚气等;若阳虚膀胱失约,则小便反多,夜尿尤频;肾阳不足,水液失于蒸化,津不上承,则口渴不已;舌质淡而胖,尺脉沉细或沉弱而迟,皆为肾阳虚弱之象。诸症皆由肾阳不足、温煦无能、气化失司、水液代谢失常而致,治宜补肾助阳,"益火之源,以消阴翳",辅以化气利水。方中附子大辛大热,温阳补火;桂枝辛甘而温,温通阳气,二药相合,补肾阳,助气化,共为君药。肾为水火之脏,内舍真阴真阳,阳气无阴则不化,"善补阳者,必于阴中求阳,则阳得阴助,而生化无穷",故重用干地黄滋阴补肾生精,配伍山茱萸、山药补肝养脾益精,阴生则阳长,同为臣药。方中补阳药少而滋阴药多,可见其立方之旨并非峻补元阳,乃在于微微生火,鼓舞肾气,即取"少火生气"之义。泽泻、茯苓利水渗湿,配桂枝又善温化痰饮;牡丹皮活血散瘀,伍桂枝则可调血分之滞,此三味寓泻于补,俾邪去而补药得力,并制诸滋阴药碍湿之虞,俱为佐药。诸药合用,助阳之弱以化水,滋阴之虚以生气,使肾阳振奋,气化复常,则诸症自除。

【方论精选】

清吴谦《医宗金鉴·删补名医方论》卷二:"命门之火,乃水中之阳。夫水体本静,而川流不息者,气之动,火之用也,非指有形者言也。然少火则生气,火壮则食气,故火不可亢,亦不可衰。所云火生土者,即肾家之少火,游行其间,以息相吹耳!若命门火衰,少火几于熄矣。欲暖脾胃之阳,必先温命门之火,此肾气丸纳桂、附于滋阴剂中十倍之一,意不在补火,而在微微生火,即生肾气也。故不曰温肾,而名肾气,斯知肾以气为主,肾得气而土自生也。且形不足者,温之以气,则脾胃因虚寒而致病者固瘳,即虚火不归其原者,亦纳之而归封蛰之本矣。"

清张山雷《小儿药证直诀笺正》:"仲师八味,全为肾气不充,不能鼓舞真阳,而小水不利者设法。故以桂、附温煦肾阳,地黄滋养阴液,萸肉收摄耗散,而即以丹皮泄导湿热,茯苓、泽泻渗利膀胱,其用山药者,实脾以堤水也。立方大旨,无一味不从利水着想。方名肾气,所重者在一气字。故桂、附极轻,不过借其和熙,吹嘘肾中真阳,使溺道得以畅遂。"

【儿科应用】

肾气丸儿科常用剂量:干地黄 9～12g,山药 9～12g,山茱萸 9～12g,泽泻

6～9g,茯苓 6～9g,牡丹皮 6～9g,桂枝 3～6g,附子(炮)3～6g。现代用法:作汤剂,温服,每日 2 次。

盛老师临床常以肾气丸为基本方加减,用于治疗小儿肾病综合征、肾小球肾炎、哮喘等病证,辨证属肾阳虚证者。

小儿肾病属水肿范畴,且多属于阴水,以肺、脾、肾三脏虚弱为本,尤以脾肾亏虚为主。而肺、脾、肾三脏功能虚弱,气化、运化功能失常,封藏失职,精微外泄,水液停聚则是本病的主要病机。金匮肾气丸为经方,力专、药少,小儿易接受,盛老师常以此方加减,温肾利水消肿。

临证需加减:如伴血尿者、镜下血尿,可酌情加白茅根、小蓟草、地榆炭等凉血止血;如水肿明显,尿中蛋白＞(＋＋＋)者,加玉米须、黄芪、乌梅等消蛋白;如伴咳嗽、咽红、便干者,为内有热象,可加桔梗、葶苈子、车前子、三叶青等泻肺清热等。

医案 患儿,胡某,男,10 岁。2017 年 10 月 12 日初诊。反复双眼睑浮肿 3 个月余,加重 3 天。3 个月余前在无明显诱因下出现双眼睑浮肿,遂至浙江大学医学院附属儿童医院住院治疗,诊断为"肾病综合征",行肾脏穿刺术,病理示"局灶节段性肾小球硬化",考虑肾病综合征,予泼尼松、他克莫司、维生素 D_1 等治疗。病情缓解后出院,出院后一直规范治疗。3 天前又出现双眼睑浮肿,面色㿠白,泡沫尿,偶咳,不剧,尿检蛋白(＋＋),无发热,无气促,无恶心呕吐,无尿频、尿急及肉眼血尿,双下肢无浮肿,大便正常,小便色淡量较前减少,胃纳一般,咽稍红,舌淡胖,苔薄,脉沉细。治拟温阳固肾利水。处方:生地黄12g,山药 10g,山萸肉 9g,牡丹皮 9g,白茯苓 9g,泽泻 9g,制附子 3g,桂枝 6g,玉米须 30g,车前子 9g,炒白术 9g,桔梗 6g,甘草 6g。7 剂。暂不加激素剂量。

二诊: 药服 7 剂后,尿检蛋白降至(＋),双眼睑浮肿消退,咳平。治拟原法出入,上方去桔梗、甘草,加黄芪、防风益肺健脾固肾,7 剂。

三诊: 尿检无明显异常,尿蛋白(－)。方拟玉屏风散合封髓丹加减善后。

按语: 患儿为典型肾病,肾穿刺病理结果提示局灶节段性肾小球硬化,为小儿肾病中预后较差类型,此型较微小病变型对激素的敏感性为差。患儿肾病复发,尿检阳性,双眼睑浮肿、舌淡胖、苔薄、脉细滑均为脾肾两虚之征,故以肾气丸为基础方,加玉米须、车前子利水,桔梗、甘草(寓桔梗甘草汤意)宣肺利咽,各逞其长,合而为用。二诊咳平肿减,治以益肺健脾固肾。三诊尿检转阴,治本以巩固疗效。

(陈丹飞)

肾 气 丸

金匮肾气治肾虚,熟地淮药及山萸,
丹皮苓泽加桂附,引火归原热下趋。

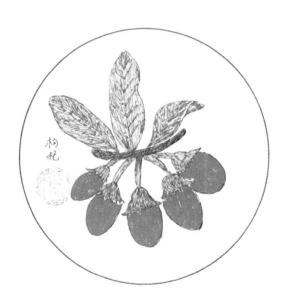

甘麦大枣汤

【出　典】

汉张仲景《金匮要略》。

《金匮要略·妇人杂病脉证并治第二十二》:"妇人脏躁,喜悲伤欲哭,象如神灵所作,数欠伸,甘麦大枣汤主之。"

【经典组成】

甘草三两　小麦一升　大枣十枚

【经典用法】

上三味,以水六升,煮取三升,温分三服。

【功　用】

养心安神,和中缓急。

【主　治】

脏躁。精神恍惚,常悲伤欲哭,不能自主,心中烦乱,睡眠不安,甚则言行失常,呵欠频作,舌淡红,苔少,脉细微数。

【解　读】

甘麦大枣汤制方遵《灵枢·五味篇》"心病者,宜食麦"及《素问·藏气法时论》"肝苦急,急食甘以缓之"之论,以淮小麦为君药,取其甘平之性,补心养肝,安神除烦;甘草为臣药,补养心气,和中缓急;大枣益气和中,润燥缓急,为佐药。药味虽简,疗效显著。国医大师何任教授认为甘麦大枣汤虽药仅三味,且多既是食品,亦是药品,是极为平和之方。

【方论精选】

清徐彬《金匮要略论注》："小麦能和肝阴之客热,而养心液,且有消烦利溲止汗之功,故以为君;甘草泻心火而和胃,故以为臣;大枣调胃,而利其上壅之燥,故以为佐。盖病本于血,必为血主,肝之子也;心火泻而土气和,则胃气下达。肺脏润,肝气调,燥止而病自除也。补脾气者,火为土之母,心得所养,则火能生土也。"

清陈念祖《金匮要略浅注》："此为妇人脏躁而出其方治也。麦者,肝之谷也,其色赤,得火色而入心;其气寒,秉水气而入肾;其味甘,具土味而归脾胃。又合之甘草、大枣之甘,妙能联上下水火之气而交会于中土也。"

清莫枚士《经方例释》："此为诸清心方之祖,不独脏躁宜之,凡盗汗、自汗皆可用。《素问》麦为心谷,《千金》曰麦养心气。"

清顾靖远《顾松园医镜》："此方以甘润之剂,调补脾胃为主,以脾胃为生化气血之源也。血充则燥止,而病自除矣。"

【儿科应用】

甘麦大枣汤儿科常用剂量:炙甘草 6～9g,小麦 15～30g,大枣 10～15g。现代用法:水煎,温服,每日 2 次。

盛老师临床常用于治疗小儿夜啼、厌食、失眠等病证,辨证属心阴不足、肝气失和者。

甘麦大枣汤平淡柔和,适合小儿"脏气清灵,随拨随应"之生理特点,具有甘缓滋补、柔肝缓急、宁心安神之效,且药汁清淡带甘味,小儿易于接受。辨证要点为舌质偏红,苔少或花剥苔。临证需加减:小儿夜啼因气弱受惊的,可合益脾镇惊散;肝脾失和之厌食,可酌加四君子汤合四逆散;心脾两虚之失眠,可酌加归脾汤补气养血。

医案一 患儿,陈某,男,11 岁 9 个月。2014 年 3 月 3 日初诊。夜寐不宁日久。患儿每晚 12:00 左右夜寐不安,易醒,平时黑眼圈,体倦乏力,胃纳欠振,大便可,7 岁曾行股骨头坏死修复术。体重 30kg,身高 135cm。舌淡,苔薄白,脉细弦。治拟益气健脾,养心安神。处方:太子参 10g,炒白术 10g,炙黄芪 12 g,当归 10g,白茯苓 10g,炙甘草 6g,远志 6g,炒酸枣仁 10g,大枣 10g,淮小麦 30g,陈皮 9g,炒米仁 15g,石菖蒲 6g。7 剂。

二诊:诉药后当天睡眠即好转,效不更方,原方再进 7 剂。后以该方加减调理半年,纳可寐良,生长发育跟上同龄儿童水平。

按语：患儿术后耗损气血,心脾两虚,生长发育落后,长期睡眠欠佳,胃纳欠振,以归脾汤益气补血,健脾养心,甘麦大枣汤养心安神,脾气健运,气血充足,心有所养,诸症自解。

医案二 　患儿,房某,女,3 岁。2014 年 12 月 16 日初诊。夜间啼哭不安近 1 个月。患儿夜寐时有哭吵,胃纳欠振,大便正常,舌淡红,苔薄白,脉细。有哮喘病史,平素反复易感。治拟健脾平肝,宁心安神。处方:太子参9g,白茯苓10g,炒白术 9g,甘草 6g,蝉蜕 6g,灯芯草 1g,生白芍 9g,柴胡 3g,炒枳壳 3g,淮小麦 15g,大枣 10g。7 剂。

二诊：夜寐渐安,胃纳好转,药证相符,病情好转。效不更方,原方继服 7 剂,诸症皆愈。

按语：患儿素体脾虚肝旺,夜寐不宁,时有哭吵,胃纳欠振,以《医宗金鉴》益脾镇惊散健脾平肝,甘麦大枣汤甘缓和中,怡悦心脾,再加四逆散疏肝理气,使脾气健运、肝气调达、心神安宁,则胃纳好转,夜寐渐安。

（王海云）

甘麦大枣汤

金匮甘麦大枣汤,妇人脏躁喜悲伤,
精神恍惚常欲哭,养心安神效力彰。

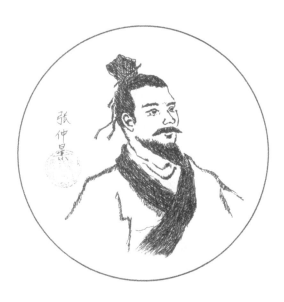

桂枝加龙骨牡蛎汤

【出　典】

汉张仲景《金匮要略》。

《金匮要略·血痹虚劳病脉证并治第六》："夫失精家,少腹弦急,阴头寒,目眩,发落,脉极虚芤迟,为清谷,亡血,失精。脉得诸芤动微紧,男子失精,女子梦交,桂枝龙骨牡蛎汤主之。"

【经典组成】

桂枝三两　芍药三两　生姜三两　甘草二两　大枣十二枚　龙骨三两　牡蛎三两

【经典用法】

上七味,以水七升,煮取三升,分温三服。

【功　用】

调和阴阳,潜镇摄纳。

【主　治】

虚劳少腹弦急,阴部寒冷,目眩发落,男子失精,女子梦交,或心悸,遗溺,脉虚大芤迟,或芤动微紧。

【解　读】

桂枝加龙骨牡蛎汤由桂枝、芍药、生姜、甘草、大枣、龙骨、牡蛎组成。本方以桂枝汤调和阴阳(桂枝、甘草辛甘化阳,芍药、甘草酸甘化阴),加龙骨、牡蛎,不仅固敛走失之阴精,而且潜纳浮越之阳气,与桂枝汤相伍,可谓刚柔相济,标本兼治。仲景原方主治成人阴阳两虚所致之遗精、梦交,然正如叶天士《临证指南医案》所云"立法之所在,即理之所在,不遵其法,则治不循理矣",证之临床,当遵其病机,凡阴阳两虚者均可应用,不必拘于遗精、梦交。

【方论精选】

清徐彬《金匮要略论注》:"桂枝汤外证得之,能解肌去邪念;内证得之,能补虚调阴阳;加龙骨、牡蛎者,以失精、梦交为神精间病,非此不足以收敛其浮越也。"

清尤怡《金匮要略心典》:"脉极虚芤迟者,精失而虚及其气也,故少腹弦急,阴头寒而目弦。脉得诸芤动微紧者,阴阳相乘而伤及其精也,故男子失精,女子梦交。"

清曹颖甫《经方实验录》:"此方不惟治遗精,并能治盗汗。十余年中,治愈甚众,但以数见不鲜,未录方案,并姓名居址而忘之矣。按桂枝汤本方原为营弱卫强,脾阳不振,不能令汗出肌腠而设。故辛甘发散以助脾阳,令肌腠中发出之汗液,与皮毛中原有之汗液混合而出,然后营气和而自汗可止。盗汗常在夜分,营气夜行于阳,则其病当属肌腠不密,汗随营气而外泄。营病而卫不病,亦为卫不与营和,故用桂枝汤本方,以和营卫二气,加龙骨、牡蛎以收外浮之阳,故盗汗可止。若营卫未和,而漫事收敛,吾知其必无济也。"

【儿科应用】

桂枝加龙骨牡蛎汤儿科常用剂量:桂枝 3～6g,炒白芍 3～9g,生姜 3～6g,甘草 3～6g,大枣 10～15g,龙骨 15～30g,牡蛎 15～30g。常规水煎,温服,每日 2 次。

盛老师临床常以桂枝加龙骨牡蛎汤加减,用于治疗小儿夜啼、盗汗、反复呼吸道感染、遗尿、慢性荨麻疹、癔症、失眠等病证,辨证属阴阳失调者。本方尤其适于 6 个月以内冬季出生婴儿的佝偻病初期多汗、夜惊。

临证需加减:夜啼者,酌加镇惊养心安神之品;如脾气急躁、大便干、舌红者,可加钩藤、蝉蜕平肝清热;如胆小气弱、遭受惊吓者,可加茯神宁心镇静,健脾安神;遗尿者,如尿色清,尿频,合缩泉丸;如尿色黄,酌加车前子、泽泻等。

医案 患儿,陈某,女,3 岁。2017 年 10 月 23 日初诊。夜寐不宁 1 个月。患儿 1 个月前出现夜寐不宁,寐时易惊,时有啼哭,白天如常,动则汗多,大便日行 1 次,小便正常,胃纳欠振,咽不红,舌淡红,苔薄白,指纹淡紫,现于风关。平素胆小怕生。治拟调和阴阳,平肝安神。处方:桂枝 6g,芍药 6g,甘草 3g,煅龙骨 15g,煅牡蛎 15g,钩藤 6g,蝉蜕 3g,生姜 3g,大枣 10g。7 剂。

二诊：患儿夜寐渐宁，胃纳增加，前方去钩藤，加炒白术、山药健脾益气，继服 1 周。随访 3 个月，夜寐安，胃纳正常。

按语：患儿胆小气弱，动则汗多，阴阳失调，阴不守阳，出现夜间哭闹、易惊，予桂枝加龙骨牡蛎汤调和阴阳，平肝安神。

（连俊兰）

桂枝加龙骨牡蛎汤

桂枝汤加龙牡蛎，调和阴阳固涩剂，
小儿夜啼和盗汗，失眠脉芤诸痛祛。

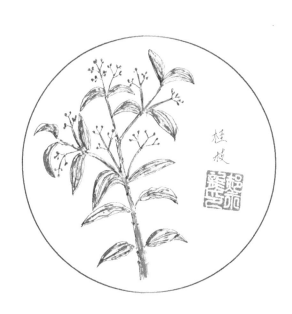

益脾镇惊散

【出　　典】

清吴谦《医宗金鉴》。

【经典组成】

人参一钱半　白术(土炒)　茯苓　各三钱　朱砂八分　钩藤二钱　甘草
(炙)五分

【经典用法】

上为细末,每服一钱,灯心汤调服。

【功　　用】

益脾平肝,镇惊安神。

【主　　治】

惊泻。小儿气弱受惊,致成泄泻,昼则惊惕,夜卧不安,粪稠若胶,色青如
苔者。

【解　　读】

益脾镇惊散由四君子汤合朱砂、钩藤、灯芯草而成。方中四君子汤益气健
脾,扶土抑木,朱砂、钩藤、灯芯草平抑肝阳,镇惊安神。

【方论精选】

清吴谦《医宗金鉴》:"惊泻因惊成泄泻,夜卧不安昼惕惊,粪稠若胶带青色,
镇惊养脾服通灵。"(原书注:惊泻者,因气弱受惊,致成此证。其候夜卧不安,
昼则惊惕,粪稠若胶,色青如苔。治宜镇心抑肝,先以益脾镇惊散定其惊,次以

养脾丸理其脾,庶可愈矣。)

【儿科应用】

益脾镇惊散儿科常用剂量:人参 6～9g,炒白术 6～10g,茯苓 6～10g,钩藤 6～9g,炙甘草 3～6g。现代用法:加灯芯草 3g,水煎,温服,不用朱砂。

盛老师临床常以益脾镇惊散加减,用于治疗小儿惊泻、夜啼及佝偻病、痫证、多动、抽动等病证,辨证属脾虚肝旺者。辨证要点为胃纳欠振、面色萎黄、多动难静、发黄稀疏、夜寐不宁、大便不调等。

惊泻是儿科特有之腹泻,多见于婴幼儿,尤以 1 周岁内婴儿为多,临床特征为大便泄下、青稠不化有沫,水分较多,每天少则四五次,多则十余次,便时稍有不畅感,平素胆怯易惊,寐时多汗,易患外感,多有湿疹病史,精神尚可,胃纳欠振,舌苔多薄白或薄腻,指纹淡紫,若不注意调治,往往缠绵难愈。中医学儿科典籍曾有相关记载,如《小儿卫生总微方论》曰:"泻色青,发热有时,睡卧不安者,此惊泻也。"《证治准绳》谓:"惊泻粪青如苔,稠若胶黏,不可便止……"上述记载均指出惊泻以大便色青、稠黏不化为主要特征。其病机关键为脾虚肝旺。小儿稚阴稚阳,脾常不足,肝常有余,体内阴阳之动态平衡及肝脾两脏之相互制约的生理关系处于相对不稳定状态,稍有偏颇则脾易虚而肝易旺,加之小儿神气怯弱,见闻易动,大惊卒恐,每易导致肝木亢旺,乘侮脾土,脾失健运,乳食不化而致泄泻。

临床应用时酌加蝉蜕、白芍。伴口臭、苔白腻者,加鸡内金、麦芽、山楂消食导滞;伴腹痛腹胀者,合四逆散、香附、元胡等理气止痛;若平素反复易感、汗多者,合用玉屏风散。

医案 患儿,杨某,男,19 个月。2015 年 11 月 26 日初诊。胃纳欠佳日久,面色欠华,每日进奶 400ml 左右,夜寐欠安,易惊醒哭闹,大便不调。查体:神清,精神可,体重 11 kg,前囟未闭,咽稍红,舌淡红,苔白腻。治拟健脾消食,平肝助运。处方:太子参、炒白术、茯苓、生甘草、蝉蜕、钩藤、灯芯草、炒白芍、鸡内金、神曲、淡竹叶,颗粒剂各 1 包。4 剂,分 8 天服。

二诊: 患儿胃纳增加,夜寐哭吵好转,舌淡红,苔薄腻。前方去灯芯草、钩藤,加陈皮,颗粒剂各 1 包。7 剂,服 14 天。诸症愈。

按语: 患儿年幼,脾常不足,平日家长喂食较多,饮食不节,困阻中焦,脾失健运,饮食不化,故而胃纳欠振,面色不华,大便不调;脾为后天之本,主运化水谷精微,脾失健运,水谷不化,食滞胃脘,五脏及四肢肌肉失养,故而发育迟缓,前囟未能按时闭合。脾土虚弱,不能制约肝木,肝阳上亢,故夜寐不安。

故拟益脾镇惊散健脾平肝,扶土抑木,佐以鸡内金、神曲消食助运,淡竹叶清心安神。

（陈银银）

益脾镇惊散

益脾镇惊四君子,朱砂钩藤共成方,
气弱受惊成泄泻,医宗金鉴此方选。

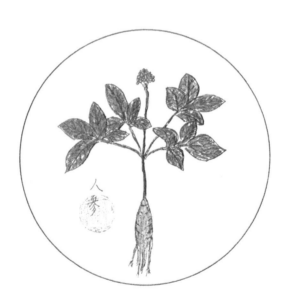

缩 泉 丸

【出　　典】

宋陈自明《校注妇人良方》。

【经典组成】

天台乌药(细锉)　益智仁(大者去皮,盐炒)　各等分

【经典用法】

上药为细末,别用山药炒黄研末,打糊为丸,如梧桐子大,曝干;每服五十丸,嚼茴香数十粒,临卧盐汤或盐酒下。

【功　　用】

温肾祛寒,缩尿止遗。

【主　　治】

膀胱虚寒证。小便频数,或遗尿,小腹怕冷,舌淡,脉沉弱。

【解　　读】

肾气不足则膀胱虚寒,不能约束水液,以致小便频数或遗尿不止。缩泉丸以益智仁为君药,其性辛温,温补脾肾,固精气,缩小便;乌药调气散寒,能除膀胱肾间冷气,止小便频数,为臣;更以山药糊丸,取其健脾补肾,固涩精气,为佐使药。三药合用,温肾祛寒,使下焦得温而寒去,则膀胱之气复常,约束有权,溺频遗尿自可痊愈。

【方论精选】

明吴昆《医方考》:"胕气者,太阳膀胱之气也。膀胱之气,贵于冲和,邪气热

之则便涩,邪气实之则不出,正气寒之则遗尿,正气虚之则不禁。是方也,乌药辛温而质重,重者坠下,故能疗肾间之冷气;益智仁辛热而色白,白者入气,故能壮下焦之脬气。脬气复其元,则禁固复其常矣。"

清徐大椿《医略六书·杂病证治》:"脬气不固,小便频数,精府亦因之以动,故遗精昼甚,明是阳虚气不施化焉。乌药顺九天之气,敷气化于脬中;益智补先天之火,缩小便于水府;山药糊丸,淡盐汤下,乃以端补脾阴兼益肾脏也。使脾肾两充,则阳化阴施,而精溺自分,积室完固,安有溺数遗精之患乎?此化气摄液之剂,为阳虚气不施化之端方。"

【儿科应用】

缩泉丸儿科常用剂量:乌药6~9g,益智仁6~9g,山药9~12g。现代用法:作汤剂,水煎,温服,每日2次。

盛老师临床多用于治疗小儿遗尿、尿失禁、神经性尿频、慢性尿路感染等疾病,辨证属肾气不足、下元虚冷者。

临床常加用石菖蒲、麻黄开窍醒神,肾阳虚者酌加菟丝子、附子、肉苁蓉等,脾肾两虚者合四君子汤或补中益气汤。

医案 患儿,赵某,女,5岁。2014年6月22日初诊。患儿夜遗尿2~3次,面色少华,纳平,手足凉,畏寒,舌质偏淡,苔白腻,脉细,既往有哮喘病史。治拟温阳化气固肾。处方:桂枝6g,炒白术10g,猪苓10g,白茯苓10g,泽泻9g,仙灵脾10g,益智仁10g,台乌药9g,山药10g,桑螵蛸10g,石菖蒲6g,淡附子3g。7剂。

二诊:患儿遗尿好转,胃纳可,舌淡红,苔白腻,脉细滑。治拟温中健脾。处方:淡附子5g,干姜6g,太子参10g,炒白术10g,炙甘草6g,仙灵脾10g,台乌药9g,益智仁10g,山药10g,桑螵蛸10g。7剂而愈。

按语:患儿脾肾阳虚致膀胱虚寒,不能约束水液,以致遗尿。以五苓散合缩泉丸加仙灵脾、附子温补脾肾,温阳化气,石菖蒲开窍醒神,桑螵蛸补肾固涩,全方消补兼施,疗效显著。二诊继拟温肾健脾以固疗效。续进7剂,诸症悉愈。

(傅大治)

缩 泉 丸

缩泉丸治小便频,膀胱虚寒遗尿斟,
乌药益智各等分,山药糊丸效更珍。

半夏厚朴汤(四七汤)

【出　　典】

汉张仲景《金匮要略》。

《金匮要略·妇人杂病脉证并治第二十二》:"妇人咽中如有炙脔,半夏厚朴汤主之。"

【经典组成】

半夏一升　厚朴三两　茯苓四两　生姜五两　紫苏叶二两

【用　　法】

上五味,以水七升,煮取四升,分四服,日三夜一服。

【功　　用】

行气散结,降逆化痰。

【主　　治】

梅核气。咽中如有物阻,咳吐不出,吞咽不下,胸膈满闷,或咳或呕。舌淡红,苔白腻或白润,脉弦滑。

【解　　读】

方中半夏苦辛温燥,化痰散结,降逆和胃为君;厚朴苦辛而温,行气开郁,下气除满,助半夏以散结降逆为臣。两药为伍,一行气滞,一化痰结。茯苓甘淡渗湿健脾,助半夏以化痰;生姜辛散温行,助半夏和胃而止呕,共为佐药。苏叶芳香疏散,宣肺疏肝,助厚朴行气宽胸,宣通郁结之气,为使药。全方辛苦温,具有行气降逆、化痰利饮之功。

【方论精选】

宋《太平惠民和剂局方》又称之为"四七汤",主治"七情之气,结成痰涎,状如破絮;或如梅核,在咽喉之间,咯不出,咽不下;或中脘痞满,气不舒快;或痰涎壅盛,上气喘急;或因痰饮中结,呕逆恶心"。

清吴谦《医宗金鉴》:"咽中如有炙脔,谓咽中有痰涎,如同炙脔,咯之不出,咽之不下者,即今之梅核气病也。"

【儿科应用】

半夏厚朴汤儿科常用剂量:制半夏 6～10g,厚朴 6～9g,茯苓 6～10g,生姜 3～6g,紫苏叶 6～9g。现代用法:水煎,温服,每日 2 次。

盛老师临床常以半夏厚朴汤为基本方加减,用于治疗小儿咳嗽、慢性咽炎、胃神经官能症等病证,辨证属气滞痰阻者。

应用半夏厚朴汤治疗小儿喉源性咳嗽,病机属痰气交阻偏于寒湿,以咳嗽有异物感、舌苔白腻为辨证要点。本证型多见于年长儿、素体脾虚痰湿内滞者。平素胃纳欠振,大便易溏,面色萎黄,平时常觉咽喉有痰黏着,感冒后常常咳嗽久延不已,咽喉不舒。主证为咳嗽有痰不易咳,或咳嗽似有痰梗阻,吐之不出,咽之不下,清晨或刷牙时有恶心感或可咳出少量黏痰色白,或咽干有异物感,或咽喉不舒有黏液附着,或兼有面色萎黄、胸闷不舒、胃纳欠振、大便易溏等症状,舌质偏淡或淡红,舌苔白腻或白厚腻,脉细滑。咽喉部检查见咽喉壁滤泡增生,色白不红或扁桃体肥大而不红。

临证时常加柴胡、白芍,合四逆散之意,以加强疏肝理脾之功;加陈皮、甘草、桔梗、枇杷叶、威灵仙等,含二陈汤燥湿化痰、甘桔汤宣肺化痰、枇杷叶降气化痰、威灵仙散结化痰之意,以复气机升降出入之常,则气行而痰除。若舌质红,苔滑腻,咽红为痰食互滞,痰湿化热,酌加莱菔子、浙贝母、黄芩清肺化痰消食。

医案 患儿,柴某,男,7 岁 5 个月。2016 年 4 月 12 日初诊。清嗓子半年。白天反复发作,以进食时更加明显,伴咳痰,痰少,咽痒,咽部异物感,偶有鼻塞,涕少,入睡有鼻干,时腹痛,进食量多时明显,大便正常,胃纳可,查体咽红,扁桃体Ⅱ度肿大,心肺(一),舌淡红,苔白腻,脉滑。治拟疏肝理气,化痰散结。处方:姜半夏 6g,紫苏叶 10g,厚朴 6g,白茯苓 10g,甘草 6g,桔梗 6g,蝉蜕 6g,柴胡 6g,炒枳壳 6g,炒白芍 10g,浙贝母 10g,炒白术 10g。7 剂。

二诊:清嗓子明显减少,进食时无加重,偶有咳痰,痰少,咽痒好转,腹痛无,纳便正常,咽稍红,扁桃体Ⅰ度肿大,心肺(一),舌淡红,苔薄腻,脉滑。治拟前方加减。处方:姜半夏 6g,厚朴 6g,白茯苓 10g,甘草 6g,桔梗 6g,蝉蜕 6g,炒白芍 10g,炒枳壳 6g,炒白术 10g,浙贝母 10g,炙枇杷叶 9g。7 剂。继进 7 剂,咳止痰化,乳蛾不肿。

按语: 患儿素体脾虚,痰湿内滞,日久肝脾失和,痰气互滞,气机失常,肺失宣肃而咳。故用半夏厚朴汤合四逆散加减。方中半夏厚朴汤行气散结,降逆化痰,四逆散疏肝理脾,桔梗、蝉蜕宣肺利咽。全方辛苦同用,疏肝理脾,使痰气互滞渐散,上逆肺气得以宣降,咽喉之痉得缓,病症得愈。

(连俊兰)

半夏厚朴汤

半夏厚朴痰气疏,茯苓生姜共紫苏,
加枣同煎名四七,痰凝气滞皆能除。

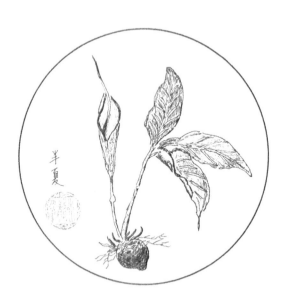

小蓟饮子

【出　典】

宋严用和《重订严氏济生方》(录自《玉机微义》)。

【经典组成】

生地黄(洗)四两　小蓟半两　滑石半两　木通半两　蒲黄(炒)半两　藕节半两　竹叶(洗)半两　当归(去芦,酒浸)半两　山栀子半两　甘草(炙)半两

【经典用法】

上药㕮咀,每服半两,水煎,空心服。

【功　用】

凉血止血,利水通淋。

【主　治】

结热下焦之血淋、尿血。尿中带血,小便频数,赤涩热痛,舌红,脉数。

【解　读】

本方以导赤散加味组成。方中小蓟凉血止血,祛瘀生新;大量生地清热凉血,止血消瘀,共为君药。臣以炒蒲黄凉血止血,且利水道;藕节收涩止血,兼能化瘀;滑石清热利水,通草、竹叶、山栀清心、肺、三焦之火从下而去,共为佐药;当归性温养血和血,以防诸药寒凉太过,炙甘草缓急止痛,调和诸药,共为使药。全方配伍得当,止血之中寓以化瘀,使血止不留瘀;清利之中寓以养阴,使利水不伤正。药物多入心、小肠、膀胱经,使药物直达病所,是历代医家治疗尿血、血淋的有效方剂。

【方论精选】

明吴昆《医方考》:"下焦热结血淋者,此方主之。下焦之病责于湿热。经

171

曰:病在下者,引而竭之。故用生地、栀子凉而导之,以竭其热;用滑石、通草、竹叶淡而渗之,以竭其湿;用小蓟、藕节、蒲黄消而逐之,以去其瘀血;当归养血于阴,甘草调气于阳。古人治下焦瘀热之病,必用渗药开其溺窍者,围师必缺之义也。"

清汪绂《医林纂要探源》:"小蓟甘寒,坚肾水,泻心火,去血热;……蒲黄清血热,炒黑以止妄行之血;藕味甘咸微涩,散瘀血,退血热,其节亦能止血;滑石滑关窍,行水道,泻三焦之火;栀子去心及三焦之火,炒黑亦能止妄血;木通导心、小肠之火而通之于下;淡竹叶行相火之郁,而散之于膻中;甘草和中,亦能泻火;当归滋阴而行阳,以萃津液于肝,使血得所归,血得所归则不妄行于小便矣;生地黄以滋肾水,安相火,且上升以济心火,退血热。火上行者,而或热结下焦,热在血分,阴不足也。邪凑所虚,肾阴不足,热随水道下行,而侮所不胜,相火合焉,二腑皆热,火沸而血妄行,则或从溺以出,热结而艰出,故血淋也。去血分之热,止其妄行,而君以生地,佐以当归,水壮而血有所滋,热清而下焦不结矣。"

朱良春《汤头歌诀详解》:"本方是由导赤散(生地、木通、甘草、淡竹叶)加味组成的。导赤散原能凉血清心,泻下焦小肠之火,具有利尿通淋的作用。现加小蓟、藕节、蒲黄、当归,功在凉血散瘀,和血养阴止血,是专为尿血而设;加滑石是增强泻热、利尿的作用;加山栀是增强清热泻火的功能。热退血止,淋通尿畅,则自然痛止病除。"

【儿科应用】

小蓟饮子儿科常用剂量:生地黄 9～12g,小蓟 9～12g,滑石 9～15g,通草 1～3g,炒蒲黄 6～9g,藕节 6～9g,淡竹叶 6～9g,当归 6～9g,山栀 3～9g,炙甘草 3～6g。现代用法:作汤剂,水煎,温服,每日 2 次。

盛老师临床常以本方加减,用于治疗小儿单纯性血尿、急性泌尿系统感染、原发性肾小球肾炎、紫癜性肾炎等,辨证为湿热蕴结下焦者。临床以肉眼或镜下血尿,咽红,大便或干或溏,舌质红,苔黄腻,脉滑数为辨证要点。

临床治疗小儿血尿,通过个体化、阶段性、动态性的辨证论治,可以改善患儿体质,控制诱发因素,减少肉眼血尿的发生,阻断病程迁延和发展,达到减轻或消除血尿、保护肾脏、改善预后的目的。临证处方中常以通草易木通,生甘草易炙甘草,小蓟可重用至15g,加白茅根 15～30g。白茅根味甘性寒,能清血分之热而凉血止血,其性寒降入膀胱经,故善治下部之尿血。清赵其光《本草求原》曰:"白茅根……清脾胃伏热,生肺津以凉血,为热血妄行上下诸失血之要药。"若尿血较甚,酌加侧柏叶、地榆;若热不甚或尿血日久,气阴耗伤,去山栀、通草、滑石等寒凉清利之品,酌加仙鹤草、旱莲草、黄芪等益气养阴止血。

医案 患儿,方某,男,9岁。2012年10月12日初诊。反复双下肢皮疹伴尿检异常1年余。近来皮疹未发,尿红细胞(＋＋)/HP,隐血(＋＋＋),尿蛋白阴性,胃纳正常,大便偏干,咽红,扁桃体Ⅱ度肿大,舌红,苔薄黄腻,脉细弦。平素易反复扁桃体炎。西医诊断:紫癜性肾炎。中医诊断:尿血,下焦湿热证。治拟凉血止血,清利湿热。处方:小蓟草15g,生地黄10g,通草6g,淡竹叶10g,甘草6g,藕节10g,蒲黄炭10g,白茅根30g,蝉蜕6g,牡丹皮6g,桔梗6g。14剂。

二诊: 尿红细胞(＋)/HP,咽红好转,扁桃体仍Ⅱ度肿大,色不红,纳可,大便润,舌质偏红,苔薄白,脉细弦。治拟原法出入,上方去蝉蜕、牡丹皮、桔梗,加乌梅炭6g、生地榆10g。加减服用近3个月,病情得以缓解,尿检正常,未再反复。

按语: 患儿病程较长,虽皮疹无反复发作,但肾脏损害持续,且平素反复扁桃体炎症。证属下焦湿热,方选小蓟饮子加减治疗,药证相应,治病求本。患儿下焦湿热症减,反复扁桃体炎得以控制,血尿亦缓解,体现了中医药辨证论治小儿血尿的优势。

(王其莉)

小蓟饮子

小蓟饮子藕蒲黄,木通滑石生地襄,
归草黑栀淡竹叶,血淋热结服之良。

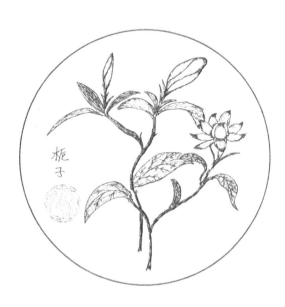

固 元 汤

【出　　典】

盛丽先教授经验方。

【组　　成】

黄芪 10～15g　太子参 9～12g　炒白术 9～12g　茯苓 9～12g　防风 6～9g　炙甘草 3～6g　黄柏 3～9g　砂仁 3～6g　玉米须 15～30g

【用　　法】

每日一剂,水煎 100～200ml,分 2～3 次服。

【功　　用】

健脾升清降浊,补土伏火制水。

【主　　治】

肾病综合征频复发,脾肾气虚,湿热内蕴证。症见肾病患儿频繁复发、胃纳欠振、容易疲劳、反复易感、动则汗出、入睡易汗、舌质偏淡或淡红、苔薄白或白腻或黄腻、脉细滑等。

【解　　读】

盛老师认为肾病综合征频复发的病机主要在于中土脾胃失调,因而提出从脾治肾的大法。"肾主蛰藏,必籍土封",从脾治肾不仅使后天化生的水谷精微能源源补充肾所藏的先天之精,且脾土健旺能制水伏火。水得土制即可停蓄,火得土伏即可久存。肾为水火之宅,土旺则水火安宅,真阴真阳得以潜藏。阴阳相互滋生,相互制约,才能不断发挥其"肾者主蛰,封藏之本,精之处也"的生理职能。固元汤化裁于李东垣升阳益胃汤,方中黄芪、太子参、白术益气健脾,防风、茯苓升清降浊,黄柏、砂仁、甘草为封髓丹补土伏火。全方健脾升清降浊,补土伏火制水,使五脏六腑之精气纳归于肾,水火相济,肾中精气方可固摄有度,不致外泄,火得土伏即精气久存。

【儿科应用】

盛老师以本方加减,用于肾病综合征频复发属脾肾气虚、湿热内蕴证患儿,具有较好疗效。此外,临床还可以用于普通肾病综合征激素巩固维持阶段及拖尾阶段的治疗,能明显减轻激素副作用,预防呼吸道感染,降低复发率,提高缓解率。辨证要点为舌质不红,苔薄腻或黄腻不燥。

临证可加减:气虚明显者,重用黄芪,可至 20~30g;脾虚甚者,酌加山药、薏苡仁;肾精亏损者,酌加山萸肉、枸杞子、山药、菟丝子、五味子;肾精亏损甚者,可再加补骨脂、葫芦巴等温肾固精;湿热甚者,合甘露饮加减。

医案 患儿,赵某,男,7 岁 1 个月。2014 年 6 月就诊。反复浮肿、蛋白尿近 3 年。患儿 4 岁时因浮肿、蛋白尿,在当地儿童医院住院治疗,诊断为肾病综合征,经激素治疗后尿蛋白转阴,在之后减量过程中,多次复发。2015 年 5 月患儿又因外感再发,尿常规示:尿蛋白(＋＋＋)。给予泼尼松、吗替麦考酚酯,至今未转阴。胃纳正常,大便偏干,日行 1 次。既往反复呼吸道感染。体重 30kg,身高 110cm。精神可,面目浮肿,面色欠华,易疲倦,小便不利,咽不红,舌质淡,苔白腻,脉沉细。尿常规示:尿蛋白(＋＋＋)。生化提示低蛋白血症,高脂血症。中医先后经温阳固肾,行气化湿,滋阴清热治疗。于 2015 年 6 月患儿激素进入拖尾阶段,尿蛋白(＋,多于运动后),感冒减少,胃纳欠振,二便尚可,无夜尿,汗不多,舌淡红,苔薄腻,脉细滑。辨证脾肾气虚,治宜益气健脾,固肾潜阳。予固元汤加减。处方:太子参 10g,茯苓 10g,炒白术 10g,炙甘草 6g,黄芪 15g,防风 6g,黄柏 6g,砂仁(后下)6g,山药 10g,玉米须 30g,白茅根 15g。

此方加减服药近 1 年。患儿外感明显减少,肾病亦未反复,复查生化等各项指标正常,病情稳定,激素得以顺利撤减。

按语: 患儿肾病反复多次,又经大剂量激素应用,肾中精气耗损,肾失封藏之职,固元汤健中补土,伏火制水,升清降浊,使五脏六腑之精气纳归于肾,水火相济,肾中精气方可固摄有度,不致外泄。

（王海云）

固 元 汤

固元方里有黄芪,参术苓草与防风,
黄柏砂仁玉米须,补土伏火调肾病。

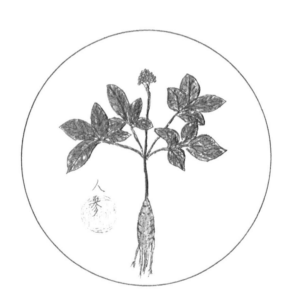

消 风 散

【出　　典】

明陈实宗《外科正宗》。

【经典组成】

　　当归　生地　防风　蝉蜕　知母　苦参　胡麻　荆芥　苍术　牛蒡子
石膏　各一钱　甘草　木通　各五分

【经典用法】

　　水二盅,煎至八分,食远服。

【功　　用】

　　疏风养血,清热除湿。

【主　　治】

　　风疹、湿疹。皮肤疹出色红,或遍身云片斑点,瘙痒,抓破后渗出津水,苔白
或黄,脉浮数有力。

【解　　读】

　　消风散主治风热或风湿之邪侵袭人体所致风疹、湿疹。风热或风湿之邪侵
袭人体,浸淫血脉,内不得疏泄,外不得透达,郁于肌肤腠理之间,故皮肤疹出色
红、瘙痒,治宜疏风止痒为主,配合清热除湿为辅。由于痒自风来,故止痒必先
疏风。荆芥、防风、牛蒡子、蝉蜕疏风止痒以祛除在表之风邪。苍术祛风燥湿。
苦参清热燥湿。木通渗利湿热。知母、石膏清热泻火。当归、生地黄、胡麻仁养
血活血,此三药意义有三端:一者因风湿热邪侵袭肌肤,郁结不散,每易耗伤阴
血;二者系方中诸祛风药与除湿药性皆偏燥,亦易损伤阴血;三者乃外邪浸淫经

络,气血为之郁滞,方中当归兼可活血,有助于祛风除邪,合陈自明《妇人大全良方》"医风先医血,血行风自灭"之意。生甘草清热解毒,调和诸药。综观全方配伍,以辛散疏风药为主,配伍祛湿、清热、养血之品,祛邪而主次有序,扶正寓于祛邪之中,既能祛风除湿,又可养血清热,使邪气得去,血脉和畅,则瘙痒自止。

【方论精选】

明陈实宗《外科正宗》:"养血祛风,清热燥湿。治风湿浸淫血脉,致生疮疥,瘙痒不绝,及大人小儿风热瘾疹,遍身云片斑点,乍有乍无并效。治诸风上攻,头目昏眩,颈背拘急,鼻涕声重,耳作蝉鸣,皮肤顽麻,瘙痒瘾疹,妇人血风,头皮肿痒,并治之。"

【儿科应用】

消风散儿科常用剂量:当归 6～10g,生地黄 6～12g,防风 3～9g,蝉蜕 3～6g,知母 6～9g,荆芥 3～9g,炒苍术 6～10g,炒牛蒡子 6～9g,生石膏 6～15g,甘草 3～6g,通草 1～3g。现代用法:水煎,温服,每日 2 次。

盛老师临床常以本方加减,用于治疗小儿荨麻疹、湿疹等病证,辨证属风热夹湿或风湿夹热者。

消风散其治法涵盖疏风、清热、除湿、养血四法,而此四法正是中医治疗皮肤病的主要治疗方法。因此,本方是临床治疗皮肤病的常用方,尤以治疗风疹、湿疹效果明显。

湿热是小儿湿疹的常见病因,由禀受胎温热毒,或素禀脾虚湿盛,再感风邪所致。由于其母在妊娠期或哺乳期过食辛辣刺激荤腥动风之物,伤及脾胃,致使脾失健运,湿热内蕴又兼外受风邪,内外两邪相搏,浸淫血脉,内不得疏泄,外不得透达,郁于肌肤腠理之间,故皮肤疹出色红、瘙痒,干燥起皮或津水流溢,日久风燥伤血。宜因势利导用药,配以养血祛风。临证多因小儿脾胃薄弱,而去石膏、苦参,易木通为通草;瘙痒甚者,酌加白蒺藜祛风止痒;湿热甚,酌加土茯苓、地肤子清热利湿;血分热盛者,酌加牡丹皮、紫草凉血清热。

医案　患儿,周某,女,4 岁。2014 年 4 月 3 日初诊。反复皮肤湿疹 3 年。四肢及面部为多,瘙痒,干燥无渗液,夏季减轻,冬春季加重,时清嗓子。经当地医院治疗,皮疹时轻时重,反复不已。胃纳正常,大便偏干。平素有花粉、海鲜过敏史。咽稍红,双侧扁桃体Ⅱ度肿大,舌质红,苔薄黄腻,脉细弦。西医诊断:湿疹。中医诊断:湿疹,血虚生风,湿热内蕴证。治拟养血祛风清热。处方:荆芥 9g,防风 9g,大力子 6g,生甘草 6g,蝉蜕 6g,通草 3g,知母 9g,生地黄

9g,当归 10g,炒枳壳 6g,白芍 12g,白蒺藜 10g。7 剂。

二诊:患儿皮疹明显好转,时清嗓子,胃纳正常,大便偏干,咽不红,舌质红,苔少,脉细。治拟原法,以上方加减。处方:荆芥 9g,防风 9g,玄参 9g,浙麦冬 9g,生甘草 6g,蝉蜕 6g,知母 9g,生地黄 9g,当归 10g,炒枳壳 6g,白芍 12g,白蒺藜 10g。7 剂。

三诊:患儿皮疹消退,咽无不适,大便转润,舌红,苔薄,脉细。上方再服 14 剂。后以消风散加减善后。嘱注意饮食,随访半年,湿疹未发。

按语:患儿皮肤湿疹反复日久,瘙痒明显,咽红,乳蛾肿大,便干,苔薄黄腻,乃素体脾虚湿蕴,日久化热,热则伤阴血,而致虚实夹杂。故选用消风散加减。以消风散养血祛风清热,另加白蒺藜祛风止痒,芍药、甘草酸甘化阴,枳壳理气。二诊皮疹明显好转,大便干,舌质红,苔少,脉细,有阴虚内热之象,加用玄参、麦冬养阴清热。方证相应,疹退人安。

(王海云)

消 风 散

消风散内有荆防,蝉蜕胡麻苦参苍,
知膏蒡通归地草,风疹湿疹服之康。

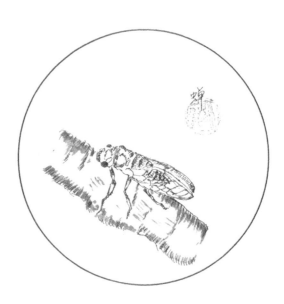

当归饮子

【出　　典】

宋严用和《重订严氏济生方》。

【经典组成】

当归(去芦)一两　生地黄(洗)一两　白芍药一两　川芎一两　荆芥穗一两　防风一两　黄芪(去芦)半两　白蒺藜(炒,去尖)一两　何首乌半两　甘草(炙)半两

【经典用法】

每服四钱,水一盏半,加生姜五片,煎至八分,去滓温服,不拘时候。

【功　　用】

益气养血,滋阴润燥,祛风止痒。

【主　　治】

血虚风燥证。各类皮肤疾患,日久伤及阴血,或肿或痒,舌淡苔薄,脉沉细。

【解　　读】

当归饮子由四物汤加黄芪、甘草、防风、荆芥、白蒺藜、何首乌组成。当归饮子组方严谨,以四物汤为基础。方中当归行气活血,调养营血使补而不滞,为君药;生地滋阴养血填精;芍药和营养血,柔肝止痛;川芎活血行滞。四药配合达到"治风先治血,血行风自灭"的目的。黄芪益气固表;何首乌滋补阴精,又可润肤止痒;白蒺藜、荆芥、防风性平而缓,祛风止痒;甘草调和诸药。诸药合用,共奏补益气血、滋阴润燥、祛风止痒之效。该方有补有散,乃各种血虚风燥所致之证首选良方。

【方论精选】

明薛己《外科发挥》："当归饮子,治血燥作痒,及风热疮疥瘙痒或作痛……妇人血风疮:脉浮者祛风为主,益气佐之。脉涩者,祛风为主,佐以养血。脉浮而涩者,祛风养气血。"

明李梴《医学入门》："疥疮,乃心血凝滞,久者,当归饮。血风疮,乃三阴经风热、郁火、血燥所致……当归饮加柴胡、山栀主之。"

清吴谦《医宗金鉴·外科心法要诀》："鬼饭疙瘩,由汗出受风,或露卧乘凉,风邪多中表虚之人……夜痒重者,宜当归饮子服之。"

【儿科应用】

当归饮子儿科常用剂量:当归 6～10g,生地黄 6～12g,白芍药 6～12g,川芎6～9g,荆芥穗 6～9g,防风 6～9g,黄芪 9～15g,白蒺藜 6～10g,何首乌6～9g,炙甘草 3～6g。现代用法:水煎,温服,每日 2 次。

盛老师常以当归饮子为基本方,加减治疗各类皮肤病,如湿疹、荨麻疹等,辨证属血虚风燥者。

盛老师常以当归饮子治疗小儿湿疹反复发作者,疗效显著。除针对"湿",化湿、燥湿、利湿等治疗方法外,由于病情反复,且湿疹患儿往往脾胃虚弱,运化不力,导致虚实夹杂,故养血、祛风、健脾、益气等治法亦必不可少。而当归饮子集益气养血、滋阴润燥、祛风止痒于一体。如大便干燥者,可加麻仁、枳壳;胃口差者,可加谷芽、麦芽。

医案 患儿,李某,女,7 岁。2015 年 10 月 6 日初诊。湿疹反复 5 年余,加重半个月。双上肢、腹部起皮疹,瘙痒,夜间剧,皮肤局部肥厚、皲裂,苔藓化,有抓痕、血痂,纳差,大便时干。舌淡,苔薄白,脉细。病情时好时坏,反复发作。中医诊断:湿疮。辨证:血虚风燥证。治以养血滋阴,祛风止痒。方选当归饮子加味。处方:当归 9g,生地黄 9g,白芍 9g,川芎 9g,黄芪 20g,荆芥 6g,防风 6g,蝉蜕 6g,白蒺藜 9g,制何首乌 9g,火麻仁 10g,甘草 6g。7 剂。

二诊: 皮疹减少,瘙痒渐止。上方加浙麦冬 9g、白茯苓 10g,继服 14 剂。

按语: 患儿湿疹反复多年,脾胃虚弱,运化不力,气血不足,导致血虚风燥,虚实夹杂,故见皮疹、瘙痒、纳差、大便干等症状,予当归饮子加味益气养血,祛风止痒。大便干,加麻仁润肠通便。二诊皮疹减少,瘙痒渐止,去白蒺藜、防风,加茯苓、白术益气健脾,以固疗效。

(连俊兰)

当归饮子

当归饮子治血燥,病因皆是血虚耗,
四物荆防与芪草,首乌蒺藜最重要。

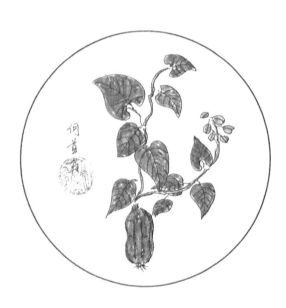

济 川 煎

【出　　典】

明张景岳《景岳全书》。

【经典组成】

当归三钱至五钱　牛膝二钱　肉苁蓉(酒洗去咸)二钱至三钱　泽泻一钱半　升麻五分至七分或一钱　枳壳一钱

【经典用法】

水一盅半,煎七分,食前服。

【功　　用】

温肾益精,润肠通便。

【主　　治】

肾阳虚弱,精津不足证。大便秘结,小便清长,腰膝酸软,头目眩晕,舌淡苔白,脉沉迟。

【解　　读】

济川煎以肉苁蓉温肾益精,暖腰润肠,为君药;当归养血润肠,牛膝补肾壮腰,善于下行,均为臣药;枳壳宽肠下气而助通便,升麻轻宣升阳,清阳得升,浊阴自降,且有欲降先升之妙;肾虚气化失职,水液代谢失常,以致浊阴不降,故用泽泻甘淡泄浊,又入肾补虚,配合枳壳,使浊阴降则大便得通,共为佐使,合而用之,成为温润通便之剂,是寓通于补之中,寄降于升之内。明张景岳《景岳全书》云:"凡病涉虚损而大便秘结不通,则硝黄攻击等剂必不可用,若势有不得不通者,宜此主之,此用通于补之剂也。"方名"济川"者,乃资助河川以行舟车之意,即补虚通便为用。

【方论精选】

明张景岳《景岳全书》:"便秘有不得不通者,凡伤寒杂证等病,但属阳明实热可攻之类,皆宜以热结治法通而去之,若察其元气已虚,既不可泻而下焦胀闭,又通不宜缓者,但用济川煎主之,则无有不达。"

清俞根初《重订通俗伤寒论》:"夫济川煎,注重肝肾,以肾主二便,故君以苁蓉、牛膝滋肾阴以通便也。肝主疏泄,故臣以当归、枳壳,一则辛润肝阴,一则苦泄肝气。妙在升麻升清气以输脾,泽泻降浊气以输膀胱,佐蓉、膝以成润利之功。"

【儿科应用】

济川煎儿科常用剂量:当归6~10g,牛膝6~9g,肉苁蓉6~9g,泽泻3~6g,升麻3~6g,枳壳3~6g。作汤剂,水煎,温服,每日2次。

盛老师临床常以本方加减,用于治疗小儿功能性便秘,辨证属脾肾阳虚、精津不足者。辨证要点为大便秘结,小便清长,四肢欠温,易疲劳,舌质偏淡,边齿印,苔薄腻,脉沉细。

济川煎原治老年阳虚便秘,是温肾润燥法,是以补为下之法,有滋阴养血、温肾益精、润肠通便、行气宽肠之功,以之加减治疗小儿阳虚便秘,亦获良效。如有纳食欠佳者,加鸡内金、焦三仙以消食化滞;便秘日久者,酌加瓜蒌仁以助通便;寐不安者,加远志、酸枣仁、柏子仁以养心安神;腹胀不适者,加莱菔子助其行气宽肠;便秘日久,引起肛裂、痔疮者,酌加地榆、槐花炭、荆芥以宽肠凉血止血。

医案 患儿,杨某,女,14岁3个月。2014年8月11日初诊。大便干结3~4年。患儿近3~4年来大便干结如羊屎,2~3天一行,排便困难,无腹痛,汗不多,怕冷,手足不温,胃纳欠振。初潮2年,有痛经史。生长发育正常,面色欠华,咽不红,腹软不胀,舌质偏淡,边有齿痕,苔白腻,脉细。治拟温中健脾润肠。处方:党参、炒白术、干姜、炙甘草、炒枳壳、当归、肉苁蓉、怀牛膝、砂仁(2包)、炙枇杷叶、炙鸡内金(2包)。颗粒剂,各1包,14剂。

二诊:患儿服药后,大便转润,1~2天一行,胃纳渐增,月经提前,无痛经,咽不红,舌质偏淡,边有齿痕,苔薄腻,脉细。治拟原法出入。处方:党参、炒白术、干姜、炙甘草、黄芪、益母草、当归、肉苁蓉、怀牛膝、砂仁(2包)、枳壳。颗粒剂,各1包,14剂。药后大便隔日1次,色黄而畅。药已对症,乃以原意巩固,调治数次,多年痼疾,终得愈也。

　　按语:患儿中焦虚寒,脾阳亏损,气不化津,无力推动而便秘,选理中汤温补脾阳为主,合济川煎温肾润燥,增水行舟,脾阳得运,肾精得充则便秘自愈。此乃补中求通、塞因塞用之法,从本而治,其症终安。

（王海云）

济 川 煎

　　济川归膝肉苁蓉,泽泻升麻枳壳从,
　　肾虚津亏肠中燥,寓通于补法堪宗。

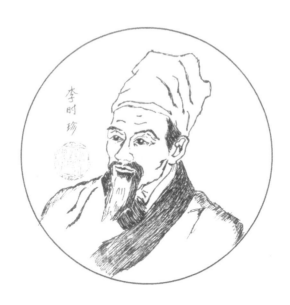

增液汤

【出　　典】

清吴鞠通《温病条辨》。

【经典组成】

玄参一两　麦冬(连心)八钱　细生地八钱

【经典用法】

上八味,以水八杯,煮取三杯,口干则与饮令尽;不便,再作服。

【功　　用】

滋养津液,润燥通便。

【主　　治】

阳明温病,津亏便秘证。大便秘结,口渴,舌干红,脉细数或沉而无力。

【解　　读】

增液汤由玄参、麦冬、生地组成,所治阳明温病,中土燥热,耗伤少阴,肠燥津枯,不能濡润大肠,"无水舟停"之便秘。津液亏乏,不能上承,则口渴;舌干红、脉细数为阴虚内热之象;脉沉而无力者,主里主虚之候,为虚实夹杂之证。治宜增液润燥。方中重用玄参,苦咸而凉,滋阴润燥,壮水制火,启肾水以滋肠燥,为君药。生地甘苦而寒,清热养阴,壮水生津,以增玄参滋阴润燥之力;又肺与大肠相表里,故用甘寒之麦冬,滋养肺胃阴津以润肠燥,共为臣药。三药合用,养阴增液,使肠燥得润、大便得下,故名之曰"增液汤"。正如吴鞠通《温病条辨》自注:"温病之不大便,不出热结液干二者之外。其偏于阳邪炽盛热结之实证,则从承气法矣。其偏于阴亏液涸之半虚半实证,则不可混施承气,故以此法代之。"此方妙在寓泻寓补,以补药之体作泻药之用,既可攻实,又可防虚。

【方论精选】

清吴鞠通《温病条辨·中焦篇》第十一条:"阳明温病,无上焦证,数日不大便,当下之。若其人阴素虚,不可行承气者,增液汤主之。"

【儿科应用】

增液汤儿科常用剂量:玄参6～10g,麦冬6～10g,生地黄6～12g。现代用法:水煎,温服,每日2次。

盛老师临床常以增液汤为基础方,加味治疗便秘、慢性咽炎、复发性口腔溃疡、肛裂、慢性牙周炎等病证,辨证属阴津不足者。

小儿便秘和成人不同,与其生理特点和病理特点息息相关。一是小儿脏腑娇嫩,极易受损,如饮食不节,多食油腻煎炸之品,导致肠胃积热,易耗损津液。二是小儿肺气不足,肺卫不固,外感病多见,止咳药、抗生素频繁应用,伤及中焦,脾胃推动无力,肠蠕动减少,糟粕难以排出。故临证须牢记鼓舞中州,悦脾和胃。增液汤滋养津液,润燥通便,可作为小儿便秘基础方,临证可灵活加减,如食积明显,可与保和丸合用;如脾胃虚明显,可与四君子汤、枳术丸合用。

医案 患儿,陈某,女,5岁。2016年5月13日初诊。便秘2个月,3～5天解一次大便,大便干结难解,胃纳佳,喜食零食,不喜运动。舌红,苔厚腻,脉细数。治拟消食导滞,润燥通便。处方:玄参9g,浙麦冬6g,生地黄6g,陈皮6g,半夏(制)6g,白茯苓9g,连翘9g,莱菔子(炒)9g,苦杏仁6g,神曲9g,炒麦芽9g,炒谷芽9g,甘草3g。5剂。

二诊:药服5剂,诸症好转,上方去苦杏仁、炒谷芽、炒麦芽,加乌梅、甘草、炒白术、炒枳壳。继服5剂,大便转润,更衣易作,舌净脉平。

按语:患儿饮食不节,喜食零食及油腻煎炸之品,导致肠胃积热,日久耗伤津液,肠失濡润,大便难以排出,又畏惧疼痛不敢排便,形成长期排便困难。舌红,苔花剥,中根厚腻,脉细数,乃中焦积热日久耗伤津液,虚实夹杂之证。方以增液汤养阴润燥,化生津液,合保和丸消食导滞,祛除积热,助中焦脾胃之运化。二诊药后症减,去杏仁、谷芽、麦芽,加乌梅配甘草,酸甘化阴而不助脾湿,加白术、枳壳健脾助运,理气行滞,行治病求本之意。

(连俊兰)

增 液 汤

增液玄参与地冬,热病津枯便不通,
补药之体作泻剂,但非重用不为功。

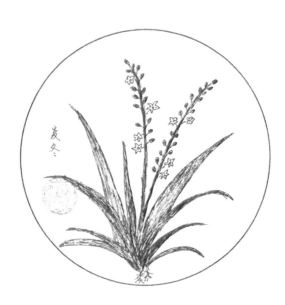

麦冬

养阴清肺汤

【出   典】

清郑梅涧《重楼玉钥》。

【经典组成】

大生地二钱　麦门冬一钱二分　生甘草五分　玄参一钱半　贝母(去心)八分　牡丹皮八分　薄荷五分　白芍(炒)八分

【经典用法】

清水煎服,小儿减半。

【功   用】

养阴清肺,解毒利咽。

【主   治】

白喉之阴虚燥热证。喉间起白如腐,不易拭去,并逐渐扩展,咽喉肿痛,初起或发热或不发热,鼻干唇燥,或咳或不咳,呼吸有声,似喘非喘,脉数无力或细数。

【解   读】

养阴清肺汤方中生地黄甘寒入肾,养阴生津,清热,为君药。玄参甘寒入肺、肾经,养阴生津,泻火解毒;麦冬甘、微苦、微寒,入肺经,养阴润肺,两者共为臣药。佐以牡丹皮清热凉血,活血散瘀;白芍益阴养血;贝母润肺化痰,清热散结;少量薄荷辛凉而散,宣肺利咽,清散肺热,引诸药上行以达病所;生甘草泻火解毒,调和诸药,使全方凉而不寒,以为使药。八味药合而为方,共奏滋阴润肺、清热生津之功。

【方论精选】

清郑梅涧《重楼玉钥》卷上："按白喉一证,即所谓白缠喉是也。诸书皆未论及,惟《医学心悟》言之。至于论治之法,亦未详备。缘此症发于肺肾,凡本质不足者,或遇燥气流行,或多食辛热之物,感触而发。初起者发热,或不发热,鼻干唇燥,或咳或不咳,鼻通者轻,鼻塞者重。音声清亮,气息调匀易治;若音哑气急,即属不治。近有好奇之辈,一遇此症,即用象牙片动手于喉中,妄刮其白,益伤其喉,更速其死,岂不哀哉!余与既均三弟疗治以来,未尝误及一人,生者甚众,经治之法,不外肺肾,总要养阴清肺,兼辛凉而散为主。"

【儿科应用】

养阴清肺汤儿科常用剂量:生地黄 6～12g,麦冬 6～10g,生甘草 3～6g,玄参 6～10g,浙贝母 6～10g,牡丹皮 6～9g,薄荷 3～5g,炒白芍 6～12g。现代用法:水煎,温服,每日 1 剂。

盛老师临床常以本方加减,用于治疗小儿反复扁桃体炎、咽炎、慢性咳嗽、紫癜等病证,辨证属阴虚燥热者。

小儿脏气清灵,受邪之后,用药得宜,本当速效,然小儿同时也为稚阴稚阳之体,自我调节能力较差。临床反复扁桃体炎、慢性咽炎、慢性咳嗽患儿,病程日久,易损肺阴,不易恢复。肾为先天之本,肾阴为诸阴之源;脾为后天之本,为肺金之母。盛老师常选用养阴清肺汤滋补肺阴,取"虚则补其母""金水相生"之意,取得良好疗效。

此外,盛老师亦以此方用于治疗咽喉源性咳嗽,辨证要点为干咳少痰,咽喉干燥或疼痛,或觉咽痒不舒而频频清嗓,大便偏干或正常,舌红或正常,舌苔薄净或花剥。

临证常配伍蝉蜕、僵蚕,取升降散意疏风散结;咳嗽者,酌加杏仁、枇杷叶等清肺化痰;咽痛、扁桃体红肿者,酌加三叶青、黄芩以增清热之功;咽痒者,可合六味汤疏风宣肺。

医案一　患儿,张某,男,5 岁。2013 年 10 月 17 号初诊。反复扁桃体发炎、化脓近 2 年。每年 5～6 次,均伴高热,检查 C 反应蛋白皆增高明显,每次发热无咳嗽,无流涕,大便偏干如羊屎。胃纳正常。查体:咽红,扁桃体Ⅱ度肿大,心肺(一),舌红,苔薄少,脉细弦。中医辨证属阴虚内热,治拟养阴清肺利咽。处方:生地黄 9g,玄参 9g,浙麦冬 9g,浙贝母 9g,牡丹皮 6g,炒白芍 9g,薄荷 5g,甘草 6g,桔梗 6g,三叶青 6g,黄芩 6g,蝉蜕 6g,白僵蚕 6g。7 剂。

二诊：药服 7 剂，乳蛾红肿减轻，大便转润，治拟原法，守方续进 7 剂。后以此方加减治疗 2 个月余。随访半年，扁桃体发炎 2 次，未化脓，发热时间较前缩短，热峰下降。

医案二　患儿，晏某，女，4 岁。2013 年 11 月 25 号初诊。反复咳嗽 1 个月余。阵发性干咳，痰少，初伴发热，1 天即退，无鼻塞流涕，咽痒。在当地医院就诊，静滴抗生素（具体用药不详）12 天，咳嗽减少未净，胃纳正常，大便干如羊屎，查体：咽红，扁桃体Ⅱ度肿大，两肺呼吸音粗，心肺（一），舌红，苔薄少，脉细弦。辨证风燥伤肺，咽失濡养，治以养阴清肺利咽。方药：生地黄 9g，玄参 9g，浙麦冬 9g，浙贝母 9g，牡丹皮 6g，炒白芍 9g，甘草 6g，桔梗 6g，苦杏仁 6g，蝉蜕 6g，白僵蚕 6g，炙枇杷叶 10g，炙紫菀 9g。7 剂而愈。

按语：医案一反复扁桃体炎，医案二慢性咳嗽，病虽不同，中医辨证均为阴虚燥热，故均选用养阴清肺汤加减治疗，体现了中医异病同治的特点。方中生地、玄参、麦冬（增液汤）润肺又滋肾，金水相生，泉源不竭；又寓芍药甘草汤滋养脾阴，使脾气散精，上归于肺，洒陈于咽，咽喉得津液濡养则不燥；牡丹皮凉营清郁热，浙贝母清热化痰；蝉蜕、僵蚕、薄荷疏风散结。诸药相合，共奏滋阴清热利咽之功效。医案一加用三叶青、黄芩，重在清肺；医案二加用炙枇杷叶、炙紫菀，润肺止咳化痰。

（王海云）

养阴清肺汤

养阴清肺是妙方，玄参草芍麦地黄，
薄荷贝母丹皮入，时疫白喉急煎尝。

藿香正气散

【出　　典】

宋《太平惠民和剂局方》。

【经典组成】

大腹皮　白芷　紫苏　茯苓(去皮)　各一两　半夏曲　白术　陈皮(去白)　厚朴(去粗皮,姜汁炙)　苦桔梗　各二两　藿香(去土)三两　甘草(炙)二两半

【经典用法】

上为细末,每服二钱,水一盏,姜三片,枣一枚,同煎至七分,热服。如欲汗出,衣被盖,再煎并服。

【功　　用】

解表化湿,理气和中。

【主　　治】

外感风寒,内伤湿滞证。霍乱吐泻,恶寒发热,头痛,脘腹疼痛,舌苔白腻,以及山岚瘴疟等。

【解　　读】

方中藿香辛温,理气和中,辟恶止呕,兼治表里为君。苏、芷、桔梗散寒利膈,佐之以发表邪。厚朴、大腹皮行水消满。半夏、橘皮散逆除痰,佐之以疏里滞。甘、术、苓益脾去湿,以辅正气为臣使也。正气通畅,则邪逆自除矣。本方功专宣化湿浊,调和胃肠。方中以藿香为主,辛散风寒,芳化湿浊,和胃悦脾,辅以行气燥湿之品,使风寒解而寒热除,气机畅而胸脘舒,脾胃和而吐泻止,邪气

去而正气复。《医宗金鉴·删补名医方论》云:"藿香之芬,以开胃,名曰正气,谓正不正之气也。"故以"藿香正气散"命名。

【方论精选】

明吴昆《医方考》:"内伤、外感而成霍乱者,此方主之。内伤者调其中,藿香、白术、茯苓、陈皮、甘草、半夏、厚朴、桔梗、大腹皮,皆调中药也,调中则能正气于内矣;外感者疏其表,紫苏、白芷,疏表药也,疏表则能正气于外矣。若使表无风寒,二物亦能发越脾气,故曰正气。"

清汪昂《医方集解》:"此手太阴、足阳明药也。藿香辛温,理气和中,辟恶止呕,兼治表里为君。苏、芷、桔梗,散寒利膈,佐之以发表邪;厚朴、大腹,行水消满,橘皮、半夏,散逆除痰,佐之以疏里滞。苓、术、甘草,益脾去湿,以辅正气为臣使也。正气通畅,则邪逆自除矣。"

清徐大椿《医略六书·杂病证治》:"脾胃不调,感冒暑湿,中气不能运化,故身热不解,腹满吐泻焉。藿香快胃祛暑,苏叶解表散湿,大腹绒泻滞气,冬白术健脾元,厚朴散满除湿,半夏醒脾燥湿,陈皮利中,茯苓渗湿邪,白芷散阳明之湿,桔梗利太阴之气,甘草甘缓中州,姜、枣调和营卫也。此调中散邪之剂,为感冒暑湿之方。其治不服水土亦强,扶土胜湿之义。"

【儿科应用】

藿香正气散儿科常用剂量:藿香3~9g,白芷3~9g,紫苏6~9g,茯苓6~10g,制半夏6~10g,炒白术6~10g,陈皮3~6g,厚朴3~9g,大腹皮3~9g,苦桔梗3~6g,炙甘草3~6g。现代用法:水煎,温服,每日2次。

盛老师临床常以本方加减,用于治疗胃肠型感冒、呕吐、腹泻等病证,辨证属外感风寒、湿滞脾胃者。以恶寒发热、呕吐、腹泻、舌淡红、苔白腻为辨证要点。

本方夏季多用,常用于治疗小儿贪凉饮冷所致发热、呕吐、泄泻。临证根据小儿生理特点,多去大腹皮;苔白厚腻者,酌加炒苍术、麦芽、鸡内金消食;发热恶寒甚者,酌加香薷以助解表;腹痛甚者,酌加木香、元胡行气止痛。

医案 患儿,厉某,男,5岁。2014年7月5日初诊。患儿昨夜间出现发热,峰值37.9℃,无汗,无咳嗽,无鼻塞流涕,恶心、呕吐2次,为胃内容物,偶有腹痛,以脐周为主,无腹泻,胃纳欠振,大便正常。查体:咽稍红,双侧扁桃体无肿大,心肺听诊正常,腹软,无压痛,舌淡红,苔薄腻,脉浮数。中医辨证:外感风寒,食滞中焦证。治法:疏解和胃。拟方:广藿香6g,紫苏叶6g,姜半夏9g,白茯苓 10g,陈皮 6g,甘草 6g,干姜 6g,炒白术 9g,厚朴 3g,旋覆花(包煎)6g,鸡内金 9g。3 剂。

二诊:服药后患儿诸症皆消,胃纳正常。

按语:患儿发热,呕吐,腹痛,纳欠振,咽稍红,舌淡红,苔薄腻,脉浮滑,乃外感风寒,饮食停滞,故治疗宜疏表宣肺,和胃消食,取藿香正气散意。全方外散风寒,内消食滞,奏效神速。

(傅大治)

藿香正气散

藿香正气大腹苏,甘桔陈苓术朴俱,
夏曲白芷加姜枣,感伤岚瘴并能驱。

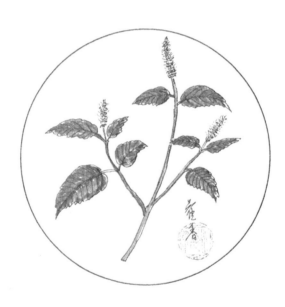

三仁汤

【出　　典】

清吴鞠通《温病条辨》。

【经典组成】

杏仁五钱　飞滑石六钱　白通草二钱　白蔻仁二钱　竹叶二钱　厚朴二钱　生薏苡仁六钱　半夏五钱

【经典用法】

用甘澜水八碗,煮取三碗,每服一碗,日三服。

【功　　用】

宣畅气机,清利湿热。

【主　　治】

湿温初起及暑温夹湿之湿重于热证。头痛恶寒,身重疼痛,面色淡黄,胸闷不饥,午后身热,舌白不渴,脉弦细而濡。

【解　　读】

三仁汤是治疗湿温初起、邪在气分、湿重于热的常用方剂。方中杏仁苦温,善开上焦,宣利肺气,以通调水道,盖肺主一身之气,气化则湿亦化;白蔻仁芳香辛温,行气化湿,作用于上中二焦;生薏苡仁甘淡微寒,渗利湿热,以其色白入肺,味甘入脾,味淡渗湿,性寒泻热。三仁均为君药。半夏、厚朴苦温燥湿,助杏仁、蔻仁宣上畅中;通草、滑石甘淡而寒,助薏苡仁清利湿热;竹叶辛淡甘寒,轻清透热,淡渗利湿。诸药合用,宣上畅中渗下,以治弥漫之湿,其中尤以宣上为主,使气机宣畅,湿祛热清,诸证自解。从整个方子分析,偏寒的药有滑石、通

195

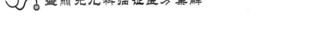

草、竹叶、薏苡仁,偏温的药有杏仁、蔻仁、半夏、厚朴;从药性上看,处方重于化湿、渗湿,辅以清利。本方用于湿、热合邪,但湿尚未从热化。

【方论精选】

清吴鞠通《温病条辨》:"头痛恶寒,身重疼痛,舌白不渴,脉弦细而濡,面色淡黄,胸闷不饥,午后身热,状若阴虚,病难速已,名曰湿温。汗之则神昏耳聋,甚则目瞑不欲言,下之则洞泄,润之则病深不解。长夏、深秋、冬日同法,三仁汤主之。""湿为阴邪,自长夏而来,其来有渐,且其性氤氲黏腻,非若寒邪之一汗即解,温凉之一凉则退,故难速已。世医不知其为湿温,见其头痛恶寒、身重疼痛也,以为伤寒而汗之,汗伤心阳,湿随辛温发表之药蒸腾上逆,内蒙心窍则神昏,上蒙清窍则耳聋目瞑不言。见其中满不饥,以为停滞而大下之,误下伤阴,而重抑脾阳之升,脾气转陷,湿邪乘势内渍,故洞泄。见其午后身热,以为阴虚而用柔药润之,湿为胶滞阴邪,再加柔润阴药,二阴相合,同气相求,遂有锢结而不可解之势。惟以三仁汤轻开上焦肺气,盖肺主一身之气,气化则湿亦化也。湿气弥漫,本无形质,以重浊滋味之药治之,愈治愈坏。"

秦伯未《谦斋医学讲稿》:"三仁汤为湿温证的通用方。它的配合,用杏仁辛宣肺气,以开其上;蔻仁、厚朴、半夏苦辛温通,以降其中;苡仁、通草、滑石淡渗湿热,以利其下。虽然三焦兼顾,其实偏重中焦。"

陈潮祖《中医治法与方剂》:"方中杏仁辛开苦降,开肺气,启上闸;蔻仁芳香化浊,与厚朴、半夏同用,燥湿化浊之力颇强;苡仁、滑石、通草皆甘淡渗湿之品,使湿邪从下而去;用竹叶、滑石略事清热,数药合用,则辛开肺气于上,甘淡渗湿于下,芳化燥湿于中。"

【儿科应用】

三仁汤儿科常用剂量:杏仁6~10g,飞滑石(包煎)6~10g,白通草1~3g,白蔻仁3~6g,竹叶6~9g,厚朴3~9g,生薏苡仁10~30g,制半夏6~10g。现代用法:水煎,温服,每日2次。

盛老师临床常以本方加减,用于治疗小儿感冒、咳嗽、消化不良、呕吐、腹泻、腹痛、紫癜、肾病综合征等,辨证属湿热内蕴但未热化者。辨证要点为体倦乏力、舌淡红、苔薄白腻带黄等。

凡病机为湿热在气分,湿热并重,或湿重于热,并不局限于湿温、暑温夹湿之证,视湿与热的轻重均可加减应用。初起,卫分症状较著者,可加藿香、香薷以解表化湿;往来寒热者,酌加青蒿和解化湿;热不甚者,去滑石、通草;热重者,酌加黄芩以增清热化湿之力;紫癜皮疹色红者,酌加牡丹皮、紫草清热凉血。

医案一 患儿,何某,男,7岁5个月。2014年11月8日初诊。咳嗽1周。患儿1周前出现咳嗽,有痰,不剧,夜间不咳,无鼻塞流涕,无发热,胃纳欠振,夜寐多汗,大便正常。体格检查:咽部不红,心肺听诊正常,舌淡红,苔白腻,脉滑。中医辨证:湿邪困脾,肺气失宣证。治法:芳化清利。处方:苦杏仁9g,蔻仁(后下)6g,炒薏苡仁15,姜半夏9g,滑石(包煎)9g,厚朴6g,通草2g,广藿香9g,淡竹叶10g,白茯苓10g,白茅根15g,陈皮6g。7剂。服药后咳嗽痊愈。

按语:患儿清晨咳嗽,有痰易咳出,无发热、鼻塞流涕等外感症状,咽不红,纳欠振,夜寐多汗,苔白腻,脉滑。乃湿邪困脾,气机不得宣畅而咳,故选三仁汤,宣中焦,舒畅肺气,使气化功能恢复,而咳嗽自止。

医案二 患儿,黄某,女,8岁。2017年3月17日初诊。口腔溃疡3天。患儿3天前出现口腔溃疡,无发热,无咳嗽,胃纳欠振,夜寐多汗,大便正常。平素喜食甜食。舌红,苔白厚腻,脉弦滑。中医辨证:脾胃湿热证。治法:清脾胃,除湿热。处方:苦杏仁、蔻仁、生薏苡仁、通草、厚朴、姜半夏、淡竹叶、藿香、黄柏、苍术、碧玉散。以上为颗粒剂,各一袋,共7剂。服药后口腔溃疡痊愈。

按语:口疮多属心脾积热,小儿脾土常虚,加之饮食失宜,恣食膏粱厚味,致脾胃积热。此患儿平素喜食甜食,致脾胃湿运,湿浊内生,湿遏热伏,致使脾胃湿热蕴蒸。脾气通于口,故发作口疮,用三仁汤宣化湿邪,湿去热退,口疮得愈。

医案三 患儿,蔡某,男,2岁8个月。2017年6月23日初诊。皮疹1周。患儿1周前躯干部、面部出现红疹,伴瘙痒。西医诊为荨麻疹,服用氯雷他定后皮疹仍有反复。无发热,无咳嗽,胃纳一般,大便偏干。舌红,苔白厚腻,指纹淡紫。中医辨证:湿热蕴结证。治法:清利湿热,宣畅气机。处方:生薏苡仁15g,蔻仁(后下)6g,苦杏仁9g,厚朴6g,姜半夏9g,通草3g,淡竹叶10g,牡丹皮9g,赤芍药10g,白蒺藜10g,蝉蜕6g,白茯苓6g,陈皮3g,紫草10g。7剂。服药后皮疹消退。

按语:湿热郁阻,内不得疏泄,外不得透达,郁于皮毛腠理之间而发疹瘙痒。投以三仁汤辛开苦降淡渗,可宣上、畅中、渗下,使湿热之邪从三焦分消,调畅气机,加白蒺藜,祛风止痒,药证相应,疹退人清。

(王 庆)

三仁汤

三仁杏蔻薏苡仁,朴夏白通滑竹伦,
水用甘澜扬百遍,湿温初起法堪遵。

五苓散

【出　　典】

汉张仲景《伤寒论》《金匮要略》。

《伤寒论》第71条："太阳病,发汗后,大汗出,胃中干,烦躁不得眠,欲得饮水者,少少与饮之,令胃气和则愈。若脉浮,小便不利,微热消渴者,五苓散主之。"

《伤寒论》第72条："发汗已,脉浮数,烦渴者,五苓散主之。"

《伤寒论》第73条："伤寒汗出而渴者,五苓散主之;不渴者,茯苓甘草汤主之。"

《伤寒论》第74条："中风发热,六七日不解而烦,有表里证,渴欲饮水,水入则吐者,名曰水逆,五苓散主之。"

《伤寒论》第156条："本以下之,故心下痞,与泻心汤。痞不解,其人渴而口燥烦,小便不利者,五苓散主之。"

《金匮要略·消渴小便不利淋病脉证并治第十三》："脉浮,小便不利,微热消渴者,宜利小便、发汗,五苓散主之。"

《金匮要略·消渴小便不利淋病脉证并治第十三》："渴欲饮水,水入则吐者,名曰水逆,五苓散主之。"

此外,还见于《伤寒论》第386、244、141条,《金匮要略·痰饮咳嗽病脉证并治第十二》。

【经典组成】

猪苓(去皮)十八铢　泽泻一两六铢　白术十八铢　茯苓十八铢　桂枝(去皮)半两

【经典用法】

上五味,捣为散,以白饮和服方寸匕,日三服,多饮暖水,汗出愈,如法将息。

【功　　用】

利水渗湿,温阳化气。

【主　　治】

膀胱气化不利之蓄水证。小便不利,头痛微热,烦渴欲饮,甚则水入即吐;或脐下动悸,吐涎沫而头目眩晕;或短气而咳;或水肿,泄泻。舌苔白,脉浮或浮数。

【解　　读】

五苓散由茯苓、猪苓、白术、泽泻、桂枝组成。《伤寒论》共有 8 条记载了五苓散,其原治蓄水证,乃由太阳表邪不解,循经传腑,导致膀胱气化不利,而成太阳经腑同病,其主要症状为口渴、小便不利,有或无表证。后世对其多有研究,多数医家认为五苓散证的病机实质是三焦气化不利,水停失布。故临证不必拘于是否有表证。方中重用泽泻为君,以其甘淡,直达肾与膀胱,利水渗湿。臣以茯苓、猪苓之淡渗,增强其利水渗湿之力。佐以白术、茯苓健脾以运化水湿。《素问·灵兰秘典论》谓:"膀胱者,州都之官,津液藏焉,气化则能出矣。"膀胱的气化有赖于阳气的蒸腾,故方中又佐以桂枝,温阳化气以助利水,解表散邪以祛表邪。

【方论精选】

金成无己《伤寒明理论》:"五苓之中,茯苓为主,故曰五苓散。茯苓味甘平,猪苓味甘平,虽甘也,终归甘淡。《内经》曰:淡味渗泄为阳。利大便曰攻下,利小便曰渗泄。水饮内蓄,须当渗泄之,必以甘淡为主,是以茯苓为君,猪苓为臣。白术味甘温,脾恶湿,水饮内蓄,则脾气不治,益脾胜湿,必以甘为助,故以白术为佐。泽泻味咸寒。《内经》曰:'咸味下泄为阴,泄饮导溺,必以咸为助,故以泽泻为使。'桂枝味辛热,肾恶燥,急食辛以润之,散湿润燥可以桂枝为使。"

明方有执《伤寒论条辨》:"以证有里而人燥渴,故用四苓以滋之;以表在而脉浮数,故凭一桂以和之,谓五苓散能两解表里者,此也。……五苓散者,润津液而滋燥渴,导水饮而荡结热,所以又得为消痞满之治也。"

清尤在泾《金匮要略心典》:"瘦人不应有水,而脐下悸则水动于下矣;吐涎沫则水逆于中矣,甚而颠眩,则水且犯于上矣。形体虽瘦而病实为水,乃病机之变也。颠眩即头眩,苓、术、猪、泽甘淡渗泄,使肠间之水从小便出。用桂者,下焦水气,非阳不化也。曰多服暖水汗出者,盖欲使表里分消其水,非挟有表邪而欲两解之谓。"

清柯韵伯《伤寒来苏集·伤寒论注》曰:"猪苓色黑入肾,泽泻味咸入肾,兴水之体;茯苓味甘入脾,色白入肺,清水之源;桂枝色赤入心,通经发汗,为水之用。散于胸中则水精四布,上滋于肺,外溢皮毛,通调水道,一汗而解。"

清吴谦《医宗金鉴》:"悸者,筑筑然跳动之病。上条心下有悸,是水停心下为病也;此条脐下有悸,是水停脐下为病也。若欲作奔豚,则为阳虚,当以茯苓桂枝甘草大枣汤主之;今吐涎沫,水逆胃也,颠眩,水阻阳也,则为水盛,故以五苓散主之。"

【儿科应用】

五苓散儿科常用剂量:茯苓 6～9g,猪苓 6～9g,炒白术 6～12g,泽泻 6～9g,桂枝 3～9g。现代用法:汤剂,水煎服,多饮热水,取微汗。

盛老师以五苓散治疗小儿肾系疾病疗效卓著,尤其是尿频、遗尿、水肿及腹泻等辨证属于阳气不足、气化失司、水湿内停之证。

小儿"脏腑娇嫩,形气未充",肺脾肾三脏常不足,或因后天喂养不当,脾胃受损,或反复感冒,肺气虚弱,导致肾气不足,气化温煦功能失职,膀胱失约,不能固摄小便,而见小便频数或小便自遗。治当健脾益肾,温阳化气,正合五苓散之意。如遗尿日久,病程较长,可合用缩泉丸、补中益气汤。如小便频数,尿味腥臭,色黄,可加车前草清热利尿、益肾祛湿。肾病急性期浮肿甚者,合真武汤加减。

医案一 患儿,李某,男,5 岁。2015 年 12 月 13 日初诊。尿频,日解小便数次,尿色黄,味臭,无尿痛,无发热,大便正常,胃纳减少,舌淡红,苔白腻,脉细弦。既往反复呼吸道感染。尿检(一)。治拟温阳化气,清利湿热。处方:白茯苓 9g,猪苓 9g,炒白术 9g,泽泻 9g,桂枝 6g,车前草 9g,淡竹叶 9g,通草 3g,滑石(包煎)6g。7 剂而愈。

按语:患儿反复感冒,肺脾气虚,上不制下,导致气化温煦功能失职,膀胱失约,不能固摄小便,而见小便频数,尿色黄、味臭,提示内有湿热。方以五苓散温阳化气,加用车前草清热利尿。

医案二 患儿,赵某,女,6 岁。2016 年 10 月 16 日初诊。尿床,每夜1～2 次,尿量多,不易叫醒,多汗,怕冷,面色少华,大便偏稀,舌淡红,苔薄腻,脉细。治拟健脾益肾,温阳化气。处方:白茯苓 9g,猪苓 9g,炒白术 9g,泽泻9g,桂枝 6g,益智仁 9g,台乌药 6g,山药 10g。7 剂。嘱其注意生活规律,睡前不饮水,不食水果等水分较多的食物。日间不要玩耍过度耗费体力。

二诊：尿床好转，一周 2 次，效不更方，续服 7 剂，诸症悉愈。

按语：肾气不足，气化无力，膀胱固摄失职，故而尿床。脾气虚弱，运化失司，津液不能上布颜面，故面色少华。脾气不升，阳气不足，故大便稀。方以五苓散温阳化气，健脾益肾，合用缩泉丸加强温肾益肾之功。

（连俊兰）

五苓散

五苓散治太阳府，泽泻白术与二苓，
温阳化气添桂枝，利便解表治水停。

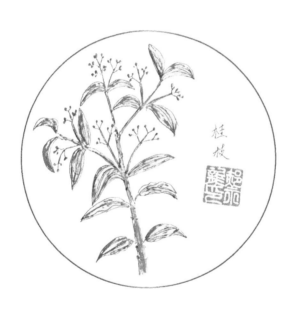

茯苓桂枝白术甘草汤(苓桂术甘汤)

【出　典】

汉张仲景《伤寒论》《金匮要略》。

《伤寒论》第 67 条:"伤寒,若吐若下后,心下逆满,气上冲胸,起则头眩,脉沉紧,发汗则动经,身为振振摇者,茯苓桂枝白术甘草汤主之。"

《金匮要略·痰饮咳嗽病脉证并治第十二》:"心下有痰饮,胸胁支满,目眩者,苓桂术甘汤主之。"

《金匮要略·痰饮咳嗽病脉证并治第十二》:"夫短气有微饮,当从小便去之,苓桂术甘汤主之;肾气丸亦主之。"

【经典组成】

茯苓四两　桂枝(去皮)三两　白术二两　甘草(炙)二两

【经典用法】

上四味,以水六升,煮取三升,去滓,分温三服。

【功　用】

温阳利水,健脾化饮。

【主　治】

中阳不足之痰饮病。胸胁支满,目眩心悸,短气而咳,舌苔白滑,脉弦滑或沉紧。

【解　读】

茯苓桂枝白术甘草汤(苓桂术甘汤)是益气温阳、健脾化饮的代表方。方中茯苓健脾渗湿利水;桂枝温阳化气利水;白术健脾燥湿,温运中阳;甘草补中益气,调和诸药。四药合用,使中阳复而气化行,脾运健而饮邪去,实为治本之法。苓桂术甘汤作为治疗痰饮病的基础方剂,广泛应用于儿科临床。

【方论精选】

清尤怡《金匮要略心典》:"苓桂术甘,温中去湿,治痰饮之良剂,是即所谓温药也。盖痰饮为结邪,温则易散;内属脾胃,温则能运耳。"

清吴谦《医宗金鉴·删补名医方论》卷五录赵良:"《灵枢》谓心胞络之脉动则病胸胁支满者,谓痰饮积于心胞,其病则必若是也。目眩者,痰饮阻其胸中之阳,不能布津于上也。茯苓淡渗,遂饮出下窍,因利而去,故用以为君。桂枝通阳输水走皮毛,从汗而解,故以为臣。白术燥湿,佐茯苓消痰以除支满。甘草补中,佐桂枝建土以制水邪也。"

【儿科应用】

苓桂术甘汤儿科常用剂量:茯苓 6～10g,桂枝 3～9g,炒白术 6～12g,炙甘草 3～6g。现代用法:水煎,温服,每日 2 次。

盛老师常以此方加减,用于治疗各类小儿咳喘疾病,如小儿毛细支气管炎、急性支气管炎、肺炎等病证,辨证属痰湿阻肺者。以咳嗽痰多或喉中痰声漉漉,胃纳欠振或大便溏烂,舌质正常或偏淡,苔白腻,脉细滑为辨证要点。此外,鼻-鼻窦炎慢性持续期和过敏性鼻炎证属中阳不足,脾肾两虚,主要表现为流清涕不止。

痰饮形成的主要原因是脾肾阳虚,脾失健运,水湿不行;肾阳虚衰,不能化气行水,水湿内停,可形成痰饮;且饮属阴邪,最易伤人阳气,故痰饮病总属阳虚阴盛。饮邪得温始开,得阳始运,而温药恰有振奋脾肾之阳气,开发腠理,通行水道之作用。临证根据不同情况加减,外感风寒者,可合用三拗汤、桂枝汤、小青龙汤;过敏性鼻炎者,可合用玉屏风散、补中益气汤等。

医案一 患儿,李某,男,5 岁 5 个月。2017 年 3 月 28 日初诊。流清涕半月余。患儿半个月前受凉后出现流清涕,量多,晨起明显,喷嚏,鼻痒,鼻塞,无咳嗽,无发热,胃纳欠振,大便正常,舌淡红,苔薄白,指纹淡紫。曾服感冒药,未见明显好转。耳鼻咽喉科诊断为过敏性鼻炎,予鼻喷剂治疗,鼻塞缓解,仍流清涕。中医诊断:鼻鼽。中医辨证:肺脾气虚,气不摄津证。治法:益气固表,温阳化湿。方药:苓桂术甘汤合玉屏风散加减。处方:白茯苓 9g,桂枝 6g,炒白术 9g,甘草 6g,生黄芪 9g,防风 6g,辛夷 6g,苍耳子 6g,白芷 6g,生麦芽 12g,五味子 3g。7 剂。

二诊：患儿流涕明显减少，仍未尽，清涕，无咳嗽，无发热，大便偏溏，胃纳欠振，咽部不红，舌淡红，苔薄腻，指纹淡紫。继续拟原方去辛夷、苍耳子，加姜半夏 9g、陈皮 6g。继续服用 7 剂后流涕止。

按语：鼻为肺窍，涕为肺液。《证治要诀》云："清涕者，脑冷肺寒所致。""诸阳皆上于头面部，阳气虚者可形成鼻鼽。"阳虚则寒。清涕长流不止，必为寒证。小儿肺脏娇弱，风冷之邪，侵袭肺卫，阳气被遏，气不摄津，故鼻塞、清涕自流。辨证多属肺虚感寒证。而肺气的充实又有赖于脾气的疏布，脾气虚则肺气虚。治疗上从肺脾论治，脾为生痰之源，肺为贮痰之器，脾肺气虚，运化失司，则水湿成饮，上溢而外出。宗《金匮要略》"病痰饮者，当以温药和之"之法，以苓桂术甘汤温化痰饮，健脾利湿；玉屏风散益气固表，佐以苍耳子散，共奏益气固表、健脾化湿之功效。

医案二　患儿，王某，男，3 岁。2017 年 3 月 24 日初诊。咳嗽半个月。患儿半个月前咳嗽，伴有气喘，无发热，经雾化等治疗后，现气喘缓解，咳嗽明显减少，痰多，以夜间为主，稍有鼻塞，流清涕，白天汗多，无呕吐，无鼻塞等，胃纳欠振，大便溏，小便无殊。查体：咽部无充血，双肺呼吸音粗，可闻及少许痰鸣音，舌淡红，边有齿痕，苔薄白腻，指纹淡紫。患儿既往有多次咳喘病史。中医辨证：脾阳不足，饮邪内停证。治法：益气健脾，温肺化饮。方药：苓桂术甘汤合玉屏风散加减。处方：白茯苓 6g，桂枝 6g，炒白术 6g，甘草 3g，黄芪 9g，防风 3g，姜半夏 6g，陈皮 3g，蝉蜕 3g，白芷 6g，炒谷芽 10g，炒麦芽 10g。7 剂。

二诊：咳嗽较前明显减轻，偶咳，汗多，无鼻塞流涕，纳可，大便调，舌质淡，苔薄白，指纹淡紫。双肺呼吸音粗，未闻及干湿啰音。治拟前方加减：白茯苓 6g，桂枝 6g，炒白术 6g，甘草 3g，黄芪 9g，防风 3g，姜半夏 6g，陈皮 3g，五味子 3g，炒谷芽 10g，炒麦芽 10g。继进 4 剂，诸症皆愈。

按语：脾阳不足，痰饮内停，肺失宣降，故咳嗽。痰多阴邪，入夜而寒饮内停，故咳嗽夜晚加重。因肺脾阳虚，不能运化水饮，水湿内停，而成痰饮，故采用苓桂术甘汤温运化饮。患儿久病，正气受损，卫外不固，故合玉屏风散益气固表，效果显著。

（王　庆）

茯苓桂枝白术甘草汤

苓桂术甘化饮剂，温阳化饮又健脾，
饮邪上逆胸胁满，水饮下行悸眩去。

真 武 汤

【出　　典】

汉张仲景《伤寒论》。

《伤寒论》第 82 条:"太阳病,发汗,汗出不解,其人仍发热,心下悸,头眩,身瞤动,振振欲擗地者,真武汤主之。"

《伤寒论》第 316 条:"少阴病,二三日不已,至四五日,腹痛,小便不利,四肢沉重疼痛,自下利者,此为有水气。其人或咳,或小便利,或下利,或呕者,真武汤主之。"

【经典组成】

茯苓　芍药　生姜(切)　各三两　白术二两　附子(炮,去皮,破八片)一枚

【经典用法】

上五味,以水八升,煮取三升,去滓,温服七合,日三服。

【功　　用】

温阳利水。

【主　　治】

阳虚水泛证。畏寒肢厥,小便不利,心下悸动不宁,头目眩晕,身体筋肉瞤动,站立不稳,四肢沉重疼痛,浮肿,腰以下为甚;或腹痛,泄泻;或咳喘呕逆。舌质淡胖,边有齿痕,舌苔白滑,脉沉细。

【解　　读】

本方为治疗脾肾阳虚、水湿泛溢的基础方。盖水之制在脾,水之主在肾,脾

阳虚则湿难运化,肾阳虚则水不化气而致水湿内停。肾中阳气虚衰,寒水内停,则小便不利;水湿泛溢于四肢,则沉重疼痛,或肢体浮肿;水湿流于肠间,则腹痛下利;上逆肺胃,则或咳或呕;水气凌心,则心悸;水湿中阻,清阳不升,则头眩。若由太阳病发汗太过,耗阴伤阳,阳失温煦,加之水渍筋肉,则身体筋肉𥆧动、站立不稳。其证因于阳虚水泛,故治疗当以温阳利水为基本治法。本方以附子为君药,本品辛甘性热,用之温肾助阳,以化气行水,兼暖脾土,以温运水湿。臣以茯苓利水渗湿,使水邪从小便去;白术健脾燥湿。佐以生姜之温散,既助附子温阳散寒,又合苓、术宣散水湿。白芍亦为佐药,其义有四:一者利小便以行水气,《本经》言其能"利小便",《名医别录》亦谓之"去水气,利膀胱";二者柔肝缓急以止腹痛;三者敛阴舒筋以解筋肉𥆧动;四者可防附子燥热伤阴,以利久服缓治。

【方论精选】

金成无己《伤寒明理论》:"真武,北方水神也,而属肾,用以治水焉。水气在心下,外带表而属阳,必应发散,故治以真武汤。青龙汤主太阳病,真武汤主少阴病。少阴,肾水也,此汤可以和之,真武之名得矣。茯苓味甘平,白术味甘温,脾恶湿,腹有水气,则脾不治。脾欲缓,急食甘以缓之。渗水缓脾,必以甘为主,故以茯苓为君,白术为臣。芍药味酸微寒,生姜味辛温。《内经》曰:'湿淫所胜,佐以酸辛。'除湿正气,是用芍药、生姜酸辛为佐也。附子味辛热。《内经》曰:'寒淫所胜,平以辛热。'温经散湿,是以附子为使也。水气内渍。至于散,则所行不一,故有加减之方焉。若咳者,加五味子、细辛、干姜。咳者,水寒射肺也,肺气逆者,以酸收之,五味子酸而收也。肺恶寒,以辛润之,细辛、干姜辛而润也。若小便利者,去茯苓,茯苓专渗泄者也。若下利者,去芍药,加干姜。酸之性泄,去芍药以酸泄也;辛之性散,加干姜以散寒也。呕者,去附子加生姜。气上逆则呕,附子补气,生姜散气,两不相损,气则顺矣。增损之功,非大智孰能贯之?"

清张璐《伤寒缵论》:"真武汤方本治少阴病水饮内结,所以首推术、附兼茯苓、生姜之运脾渗水内务,此人所易明也。至用芍药之微旨,非圣人不能。盖此证虽曰少阴本病,而实缘水饮内结,所以腹痛自利,四肢疼重,而小便反不利也。若极虚极寒,小便必清白无禁矣,安有反不利之理哉?则知其人不得真阳不足,真阴亦素亏,或阴中伏有阳邪所致。若不用芍药固护其阴,岂能胜附子之雄烈乎?即如附子汤、桂枝加附子汤、芍药甘草附子汤,皆芍药与附子并用,其温经护营之法,与保阴回阳不殊。后世用药能获仲景心法者,几人哉!"

清罗美《古今名医方论》:"真武一方,为北方行水而设。用三白者,以其燥能治水,淡能伐肾邪而利水,酸能泄肝木以疏水故也。附子辛温大热,必用为佐者,何居?盖水之所制者脾,水之所行者肾也,肾为胃关,聚水而从其类。倘肾中无阳,则脾之枢机虽运,而肾之关门不开,水虽欲行,孰为之主?故脾家得附子,则火能生土,而水有所归矣;肾中得附子,则坎阳鼓动,而水有所摄矣。更得芍药之酸,以收肝而敛阴气,阴平阳秘矣。若生姜者,并用以散四肢之水而和胃也。"

【儿科应用】

真武汤儿科常用剂量:炮附子 3~9g,茯苓 6~10g,芍药 6~10g,生姜 3~9g,炒白术 6~10g。现代用法:水煎,温服,每日 2 次。

盛老师常以真武汤加减,用于治疗小儿肾病、慢性肾炎、遗尿、尿频等病证,辨证属脾肾阳虚、水湿内盛者。本方为温阳利水之基础方。临床应用以小便不利、肢体沉重或浮肿、舌质淡胖、苔白、脉沉为辨证要点。

附子不仅温中阳,而且温心肾之阳,通行十二经,走而不守,心、脾、肾的阳气都能补。方中白芍甘寒,利水不伤阴。临证可酌加党参或太子参,含理中汤意,重在温中阳;加桂枝,乃五苓散意,加强温阳利水之功;浮肿、蛋白尿者,酌加玉米须、白茅根利水消肿。

医案 患儿,石某,男,10 岁。2015 年 11 月 22 日初诊。患儿颜面及双下肢浮肿 1 周,颜面和下肢浮肿呈凹陷性,按之难起,尿中泡沫较多,尿量少。尿常规:尿蛋白(+++)。血生化:白蛋白 18g/L。入院后完善各项检查。西医诊断:肾病综合征。予以泼尼松正规治疗后,颜面肿退,双下肢浮肿未退,面色少华,精神软,舌淡胖,苔白腻,脉细沉。中医诊断:水肿(阴水),脾肾阳虚证。治法:温肾健脾,化气行水。拟方真武汤加减。处方:淡附片 10g,茯苓皮 10g,炒白术 10g,炒白芍 10g,干姜 6g,泽泻 9g,桂枝 9g,黄芪 15g,玉米须 30g,猪苓 9g,大腹皮 10g,甘草 6g,陈皮 6g。7 剂。

二诊:患儿尿量增多,双下肢浮肿消退,精神好转。尿常规:尿蛋白(++)。继以上方加减,再进 14 剂。

三诊:患儿双下肢浮肿消退,尿常规示尿蛋白(±)。后以健脾补肾、滋阴清利法善后。

按语:水肿(阴水)其制在脾,其本在肾,脾阳虚则湿聚为水,肾阳虚则气不化水,小便不利,脾肾功能失调,则水道失常,水湿聚而不化,外溢肌表,发为水肿。水为阴邪,当以温药和之。全方温阳利水,行气活血,利水消肿,佐以白芍等甘寒之品,以免温燥太过。

(傅大治)

真 武 汤

真武汤壮肾中阳,茯苓术芍附生姜,
少阴腹痛有水气,悸眩瞤惕保安康。

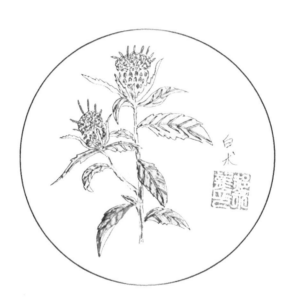

二 陈 汤

【出　　典】

宋《太平惠民和剂局方》。

【经典组成】

半夏(汤洗七次)五两　橘红五两　白茯苓三两　甘草(炙)一两半

【用　　法】

上药㕮咀,每服四钱,用水一盏,生姜七片,乌梅一个,同煎六分,去滓热服,不拘时候。

【功　　用】

燥湿化痰,理气和中。

【主　　治】

湿痰证。咳嗽痰多,色白易咳,恶心呕吐,胸膈痞闷,肢体困重,或头眩心悸,舌苔白滑或腻,脉滑。

【解　　读】

本方证多由脾失健运,湿无以化,湿聚成痰,郁积而成。湿痰为病,犯肺致肺失宣降,则咳嗽痰多;停胃令胃失和降,则恶心呕吐;阻于胸膈,气机不畅,则感痞闷不舒;留注肌肉,则肢体困重;阻遏清阳,则头目眩晕;痰浊凌心,则为心悸。治宜燥湿化痰,理气和中。方中半夏辛温性燥,善能燥湿化痰,且又和胃降逆,为君药。橘红为臣,既可理气行滞,又能燥湿化痰。君臣相配,寓意有二:一为等量合用,不仅相辅相成,增强燥湿化痰之力,而且体现"治痰先理气,气顺则痰消"之意;二为半夏、橘红皆以陈久者良,而无过燥之弊,故方名"二陈"。橘红、茯苓是针对痰因气滞和生痰之源而设,二药为祛痰剂中理气化痰、健脾渗湿的常用组合,为本方燥湿化痰的基本结构,亦是燥湿化痰之经典药对。佐以茯苓健脾渗湿,渗湿以助化痰之力,健脾以杜生痰之源。煎加生姜,既能制半夏之毒,又能协助半夏化痰降逆、和胃止呕;复用少许乌梅,收敛肺气,与半夏、橘红相伍,散中兼收,防其燥散伤正之虞,均为佐药。以甘草为佐使,健脾和中,调和诸药。

【方论精选】

宋《太平惠民和剂局方》:"治痰饮为患,或呕吐恶心,或头眩心悸,或中脘不快,或发为寒热,或因食生冷,脾胃不和。"

明方广《丹溪心法附余》:"此方半夏豁痰燥湿,橘红消痰利气,茯苓降气渗湿,甘草补脾和中。盖补脾则不生湿,燥湿渗湿则不生痰,利气降气则痰消解,可谓体用兼赅,标本两尽之药也。令人但见半夏性燥,便以他药代之,殊失立方之旨。"

明吴昆《医方考》:"湿痰者,痰之原生于湿也。水饮入胃,无非湿化,脾弱不能制,停于胸膈,中、下二焦之气熏蒸稠黏,稀则曰饮,稠则曰痰,痰生于湿,故曰湿痰也。是方也,半夏辛热能燥湿,茯苓甘淡能渗湿,湿去则痰无由以生,所谓治病必求于本也;陈皮辛温能利气,甘草甘平能益脾,益脾则土足以制湿,利气则痰无能留滞,益脾治其本也,利气治其标也。"

【儿科应用】

二陈汤儿科常用剂量:制半夏 6～10g,茯苓 6～10g,陈皮 3～6g,炙甘草3～6g。现代用法:水煎,温服,每日 2 次。

盛老师以二陈汤为基础方加减,用于治疗小儿咳嗽、哮喘、呕吐、腹泻等病证,辨证属痰湿或湿阻气机证者。临床以咳嗽痰多易咳、呕吐、舌苔白腻或白润、脉滑为辨证要点。阴虚咳嗽者不宜使用。

"脾为生痰之源,肺为贮痰之器。"因此"燥湿健脾化痰"也成为咳嗽痰湿内停证的基本治法,通过燥湿化痰可以消除病因,使肺主宣发肃降的功能恢复正常。通过健脾化痰可以恢复脾运化水湿的功能,使痰无以生,从而达到咳止痰化的目的。

本方为治痰基本方,随证加减,可用于多种痰证:热痰,可加黄芩、浙贝母、鱼腥草;寒痰,可加干姜、细辛;食痰,可加莱菔子、神曲;气痰,可加厚朴、枳壳;皮里膜外之痰,可加白芥子。如伴咳嗽剧烈甚至气促喘息者,可配伍三拗汤以宣肺平喘;如伴神疲乏力、恶心呕吐痰涎、大便稀溏、舌苔腻者,为脾虚痰湿停于中焦,可配伍党参、白术、扁豆、豆蔻等加强益气健脾化湿之功。

医案　患儿,严某,男,4 岁。2015 年 4 月 27 日初诊。咳嗽 4 天,加剧 1 天,清晨为主,喉中痰多,鼻塞流涕,纳欠振,咽不红,两肺呼吸音粗,舌淡红,苔薄腻,脉濡滑,既往有喘息病史。治拟疏宣健脾化痰。处方:炙麻黄 6g,苦杏仁 9g,生甘草 6g,浙贝母 9g,桔梗 6g,蝉蜕 6g,陈皮 6g,姜半夏 9g,茯苓 9g,蜂房 5g。5 剂。5 剂诸恙均除。

按语:患儿外感风寒,内有痰湿,治拟二陈汤合三拗汤加减。三拗汤宣肺解表,二陈汤健脾化痰。陈皮调脾肺之气,达行气燥湿、调中化痰之功;姜半夏辛温行散,体滑性燥,能燥湿化痰,健脾和胃;"除痰需行气,气行痰自消",痰由湿生,脾健则湿去,湿去则痰消,故用健脾渗湿之茯苓合甘草和中补脾。

(林　翔)

二 陈 汤

二陈汤用半夏陈,益以茯苓甘草臣,
利气和中燥湿痰,煎加生姜与乌梅。

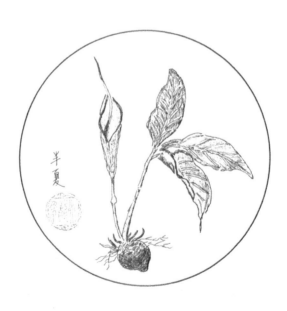

金水六君煎

【出　典】

明张景岳《景岳全书》。

【经典组成】

当归二钱　熟地三钱至五钱　陈皮一钱半　半夏二钱　茯苓二钱　甘草（炙）一钱

【经典用法】

水二盅,生姜三五七片,煎七八分,食远温服。

【功　用】

滋养肺肾,祛湿化痰。

【主　治】

肺肾阴虚,湿痰内盛证。咳嗽呕恶,喘急痰多,痰带咸味,或咽干口燥,自觉口咸,舌质红,苔白滑或薄腻。

【解　读】

金水六君煎首见于明张景岳《景岳全书·新方八阵》之和阵,功用养阴化痰,主治"肺肾虚寒、水泛为痰,或年迈阴虚、血气不足、外感风寒咳嗽呕恶、多痰喘急等症"。方中以二陈汤(半夏、陈皮、茯苓、甘草)健脾燥湿化痰,培土以生金;熟地寒润滋培肾水,当归辛润大补气血,二药相伍,补益精血以助肾气,使精血充而气化以振;因熟地、当归滋腻之性有碍祛痰,而半夏、陈皮辛燥又会伤阴,故二陈得归地之润,则能散水湿痰饮而不致燥伤阴分;归地得二陈之辛,则能填精血而无助湿生痰之嫌;诸药配合,共奏滋肾健脾、宣泄肺金、化痰止咳之功。

肺属金,肾属水,药有六味,故曰金水六君煎。

【方论精选】

清张秉成《成方便读》:"凡年高之人,血脉枯涩,经络隧道多不流利,若有湿热内蕴,肺失治节之令,则咳嗽连声,断续不已。甚则周身经络掣痛,或闪气心痛,斯时也不得不以二陈之属化其痰,然恐血枯之人,不足以当其燥,故特加当归、熟地以濡其血而泽其枯,方为不偏不倚,两得相宜,全在学者酌宜用之耳。"

《中国医学大辞典》:"二陈汤为祛痰之通剂,盖以痰之本,水也,茯苓利水以治其本。痰之动,湿也,茯苓渗湿以制其动。方中只此一味是治痰正药,其余半夏降逆,陈皮顺气,甘草调中,皆取之以为茯苓之佐使耳。故仲景书,凡痰多俱加茯苓,呕者加半夏,古圣不易之法也。此方取熟地寒润,当归辛润,加此二味,用为脾肾虚寒,水泛为痰之剂,不知肺寒非干姜、细辛合用不可,肾寒非姜、附重用不可。若用归、地之寒湿助其水饮,则阴霾四布,水势上凌,而气逆咳嗽之病日甚矣。"

【儿科应用】

金水六君煎儿科常用剂量:当归 6～10g,熟地黄 6～12g,陈皮 3～6g,制半夏 6～10g,茯苓 6～10g,炙甘草 3～6g。现代用法:水煎,温服,每日 2 次。

盛老师临床常以本方加减,用于治疗小儿哮喘缓解期、慢性咳嗽等病证,辨证属肺肾虚寒、痰湿内盛者。

金水六君煎可看作贞元饮与二陈汤的合方。贞元饮亦为张景岳所创,见于其《景岳全书·新方八阵》之补阵。贞元饮,以熟地配伍当归,佐使以炙甘草组成。熟地、当归均善补血,相须伍用,更擅其功;且熟地偏于填肾精,当归偏于补肝血。其玄妙之处,更在于熟地禀至静之性,而当归其气轻而辛,故又能行血,补中有动,行中有补,诚为血中之气药,二者动静相合,配伍精当。

对青春期前儿童、较大儿童哮喘缓解期多从肾治,学龄前期儿童的哮喘多从肺、脾论治。金水六君煎常用于较大儿童哮喘缓解期,这类患儿多具有不同程度的肺气不足、脾肾虚寒、痰湿内蕴。"痰之本源于肾,痰之动主于脾,痰之成贮于肺。"肺、脾、肾均能调节水液代谢,若脾虚不运,水湿不化,聚为痰饮而咳,其标在肺,其本在脾肾,故患儿多表现为咳嗽痰多,常因冷饮或受凉而咳嗽加剧,活动后气急痰鸣,不耐寒凉,易反复感冒、自汗、盗汗、胃纳尚可,夜尿偏多,舌苔白腻,病久难愈等。如大便易溏者,加山药;如咳嗽痰涎盛者,酌加细辛、白芥子。

医案 患儿,张某,女,11岁。2015年1月21日初诊。反复咳喘多年,缓解半年。剧烈活动后仍喘,时咳痰,痰液稀,时鼻塞,清涕,喷嚏,清晨甚,曾口服孟鲁司特钠片半年余,咳喘仍反复发作,后改用布地奈德福莫特罗粉吸入剂吸入,近半年咳喘未发,近查肺功能示轻度通气功能障碍,支气管扩张试验阳性。胃纳正常,大便调,面色欠华,咽不红,心肺听诊无殊,舌淡红,苔薄腻,脉细弦。治拟益气固肾通窍。处方:姜半夏10g,白茯苓12g,陈皮6g,甘草6g,当归9g,熟地黄10g,蜜黄芪12g,防风6g,炒白术12g,五味子6g,辛夷9g,白芷9g。14剂。

二诊: 活动后喘轻咳少,治以原法,上方续进14剂。之后以金水六君煎加减治疗近半年,哮喘未发,布地奈德福莫特罗粉吸入剂亦逐步减量至停药。

按语: 患儿年龄较大,哮喘反复日久,调治当兼顾补肾,故选用金水六君煎加减,以二陈汤健脾燥湿,培土以生金,熟地黄、当归补益精血以助肾气,玉屏风散益气固表,五味子上敛肺气,下滋肾阴,辛夷、白芷宣肺通窍。全方滋肾健脾,益肺通窍,渐次调治,终得病安。

(王海云)

金水六君煎

金水六君用二陈,再加熟地与当归,
滋养肺肾去痰湿,喘逆痰多此方选。

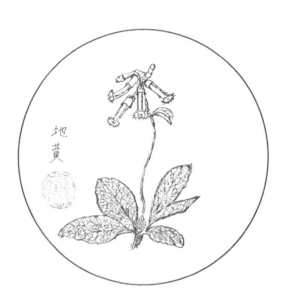

温 胆 汤

【出　　典】

宋陈无择《三因极一病证方论》。

【经典组成】

半夏（汤洗七次）　竹茹　枳实（麸炒，去瓤）　各二两　陈皮三两　甘草（炙）一两　茯苓一两半

【经典用法】

上锉为散。每服四大钱，水一盏半，加生姜五片，大枣一枚，煎七分，去滓，食前服。

【功　　用】

理气化痰，清胆和胃。

【主　　治】

胆胃不和，痰热内扰证。胆怯易惊，头眩心悸，心烦不眠，夜多异梦，或呕恶呃逆，眩晕，癫痫，苔白腻，脉弦滑。

【解　　读】

目前临床上广泛应用的温胆汤大多出自宋陈无择《三因极一病证方论》"治心胆虚怯，触事易惊，梦寐不祥，或异象惑，遂致心惊胆慑，气郁生涎，涎与气搏，变生诸证，或短气悸乏，或复自汗，四肢浮肿，饮食无味，心虚烦闷，坐卧不安"。方中半夏为君，燥湿化痰，降逆止呕，消痞散结；竹茹为臣，清胆和胃，止呕除烦；与半夏相伍，化痰清热兼顾，使痰热清，则无扰心之烦患。而治痰当先理气，气行则痰祛，故佐以枳实破气散痞，泻痰消积，如元朱丹溪所云"枳实泻痰，能冲墙

倒壁,滑窍泻气之药也";佐以陈皮理气消痰,使痰随气下,与枳实相合,一温一凉,理气化痰之力增;"脾为生痰之源",佐以茯苓健脾渗湿,以杜绝生痰之源,且有宁心安神之效,以达到"治痰之要,惟在于使之不再生成"的目的;配以甘草、生姜、大枣益脾和中,调和诸药。诸药相合,化痰而不过燥,泻热而不过寒,使痰热得化,胆热得清,胃气和降,共奏理气化痰、清胆和胃之效。

另有一温胆汤出于唐孙思邈《备急千金要方》,方中无茯苓,以生姜为君药,用量较重,用至四两。因此,温胆汤在后世提出了好多解释,医家各持己见。如有医家认为《备急千金要方》之温胆汤是治疗"大病后虚烦不得眠,此胆寒故也",故用大剂量生姜散胆寒,以升少阳之气。

【方论精选】

宋陈无择《三因极一病证方论》:"治大病后虚烦不得眠,此胆寒故也,此药主之。又治惊悸。""治心胆虚怯,触事易惊,或梦寐不祥,或异象惑,遂致心惊胆慑,气郁生涎,涎与气搏,变生诸证,或短气悸乏,或复自汗,四肢浮肿,饮食无味,心虚烦闷,坐卧不安。"

元罗天益《罗谦甫治验案》:"胆为中正之官,清静之府,喜宁谧恶烦扰,喜柔和恶壅郁,盖东方木德,少阳温和之气也。若病后,或久病而宿有痰饮未消,胸膈之余热未尽,必尽伤少阳之和气,以故虚烦惊悸者,中正之官,以榷蒸而不宁也;热呕吐苦者,清静之府以郁炙而不谧也;痰气上逆者,木家夹热而上升也。方以二陈治一切痰饮,加竹茹以清热,加生姜以止呕,加枳实以破逆,相济相须,虽不治胆而胆自和,盖所谓胆之痰热去故也,命名温者,乃谓温和之温,非谓温凉之温也,若谓胆家真畏寒而怯而温之,不但方中无温胆之品,且更有凉胃之药也。"

清汪昂《医方集解·和解之剂》:"此足少阳、阳明药也。橘、半、生姜之辛温,以之导痰止呕,即之温胆;枳实破滞;茯苓渗湿;甘草和中;竹茹开胃土之郁,清肺金之燥,凉肺金即所以平肝木也。如是则不寒不燥而胆常温矣。"

【儿科应用】

温胆汤儿科常用剂量:制半夏 6～10g,茯苓 6～10g,炒竹茹 6～9g,炒枳壳 3～6g,陈皮 3～6g,炙甘草 3～6g。现代用法:水煎,温服,每日 2 次。

盛老师临床常以本方加减,用于治疗小儿呕吐、腹痛、咳嗽、眩晕、失眠等病证,辨证属痰热内扰、胆胃不和者。临床以恶心呕吐,或咳嗽多痰,舌苔白腻微黄,脉弦、滑或略见数为辨证要点。

温胆汤临床运用较广。盛老师认为温胆汤应用当辨证精确,抓住"痰热",

所治病证多属痰热为患,温胆实为清胆。其药性温和,不偏寒热,与小儿"稚阴稚阳"的生理特点和"易虚易实""易寒易热"的病理特点相得益彰,故在儿科临证中本方可以随证化裁治疗多种消化系统及神经系统病证,疗效显著。恶心呕吐、胃脘不适、舌苔白腻者,可酌加厚朴、苏梗、旋覆花降胃气;咳嗽痰多者,酌加杏仁、浙贝母、瓜蒌皮清肺化痰;烦躁不安者,酌加黄连、麦冬清热除烦;夜寐不宁者,酌加蝉蜕、钩藤、淮小麦平肝安神。

医案一 患儿,钮某,女,7岁。2014年6月2日初诊。胃脘不舒日久。患儿长期以来时有胃脘不舒,食后明显,常呃逆,易恶心,无呕吐,大便2~3天一行,偏干,胃纳欠振,舌淡红,苔薄腻,脉细弦。查生化类正常,尿常规示少许红细胞。浙江大学医学院附属儿童医院建议行胃镜检查,家长未做,转诊中医。治拟健脾和胃,佐以清利。处方:姜半夏9g,白茯苓10g,陈皮6g,甘草6g,炒枳壳9g,姜竹茹9g,旋覆花(包煎)9g,厚朴9g,淡竹叶10g,白茅根15g,蒲公英10g,缩砂仁(后下)6g。7剂。

二诊:胃脘不舒减轻,呃逆减少,无恶心,饮食较前增加,大便偏干,尿检少许红细胞,舌淡红,苔薄腻,脉细弦。治拟原法,上方去砂仁,继服7剂。诸症悉愈。

医案二 患儿,邵某,男,6岁3个月。2014年12月8日初诊。咳嗽半个月。患儿半个月前出现咳嗽,不甚,夜间不咳,有痰鸣,无鼻塞流涕,无发热,易反复口腔溃疡。近几天又口腔疼痛,夜寐不安,多汗,家长自服止咳药(具体不详),未见好转,纳便正常,咽红,扁桃体Ⅱ度肿大,舌边溃疡,舌质红,苔白腻,脉细滑。中医诊断:咳嗽,口疮。证候诊断:心脾积热证。西医诊断:口炎。治法:清热泻脾化痰。处方:姜半夏9g,白茯苓9g,陈皮6g,姜竹茹9g,炒枳壳6g,生地黄9g,淡竹叶10g,甘草6g,通草2g,炒黄连2g,蝉蜕6g,石菖蒲6g。7剂。

二诊:舌边溃疡已愈,咳减未净,夜寐磨牙,多汗,呼吸音重,唇舌红,苔薄腻,脉细滑。上方去炒黄连、蝉蜕、石菖蒲,加黄芪9g、防风6g、炒白术10g。继服7剂,诸症皆平。

按语:医案一患儿素体脾虚,痰湿内蕴,日久化热,痰热内扰,胆胃不和,胃气上逆,故胃脘不舒,恶心呃逆,予温胆汤清胆和胃,健脾化痰,痰热消而胆胃和,诸症缓解。医案二患儿之咳嗽有痰鸣,无鼻塞流涕,无发热,且舌质红,苔白腻,脉滑,又见舌边溃疡,可知非外感之咳,乃心脾积热,痰热内扰之内伤咳嗽,故治以泻火清心之黄连导赤散合清胆理脾之温胆汤加减,不治咳而咳自愈。

(王海云)

温 胆 汤

温胆汤中苓半草,枳竹陈皮加姜枣,
虚烦不眠证多端,此系胆虚痰热扰。

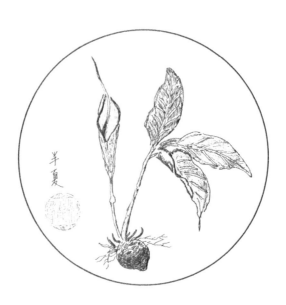

218

保 和 丸

【出　　典】

元朱震亨《丹溪心法》。

【经典组成】

山楂六两　神曲二两　半夏　茯苓　各三两　陈皮　连翘　萝卜子　各一两

【经典用法】

上药研末,炊饼丸,如梧桐子大。每服七八十丸,食远白汤送下。

【功　　用】

消食导滞,和胃。

【主　　治】

食滞胃脘证。脘腹痞满胀痛,嗳腐吞酸,恶食呕逆,或大便溏泄,舌苔厚腻,脉滑。

【解　　读】

方中重用山楂,能消一切饮食积滞,尤善消肉食油腻之积,为君药。神曲消食健脾,善化酒食陈腐之积;莱菔子(萝卜子)下气消食,长于消谷面之积,并为臣药。君臣相配,可消一切饮食积滞。因食阻气机,胃失和降,故用半夏、陈皮行气化滞,和胃止呕;食积易于生湿化热,又以茯苓渗湿健脾,和中止泻,连翘清热而散结,共为佐药。诸药相合,共奏消食和胃、清热祛湿之功,使食积得消,胃气得和,热清湿去,诸症自愈。

【方论精选】

明吴昆《医方考》:"伤于饮食,故令恶食,诸方以厉药攻之,是伤而复伤也。是方药味平良,补剂之例也,故曰保和。山楂甘而酸,酸胜甘,故能去肥甘之积;神曲甘而腐,腐胜焦,故能化炮炙之腻;卜子辛而苦,苦下气,故能化面食之滞;陈皮辛而香,香胜腐,故能消陈腐之气;连翘辛而苦,苦泻火,故能去积滞之热;半夏辛而燥,燥胜湿,故能消水谷之气;茯苓甘而淡,淡能渗,故能利湿伤之滞。"

清汪昂《医方集解·消导之剂》:"此足太阴、阳明药也。山楂酸温收缩之性,能消油腻腥膻之食;神曲辛温蒸窨之物,能消酒食陈腐之积;卜子辛甘下气而制面;麦芽咸温消谷而软坚;伤食必兼乎湿,茯苓补脾而渗湿;积久必郁为热,连翘散结而清热;半夏能温能燥,和胃而健脾;陈皮能降能升,调中而理气。此内伤而气未病者,但当消导,不须补益。大安丸加白术,则消补兼施也。"

【儿科应用】

保和丸儿科常用剂量:山楂6～10g,神曲6～10g,制半夏6～10g,茯苓6～10g,陈皮3～6g,连翘3～6g,炒莱菔子6～9g。现代用法:水煎,温服,每日2次。

盛老师临床常以本方加减,用于治疗小儿呕吐、腹泻、消化不良、咳嗽等属食积内停者。临床以脘腹胀满、嗳腐厌食、苔厚腻、脉滑为辨证要点。

本方药力缓和,药性平稳,故以"保和"命名,属消食轻剂,适用于食积不甚、正气未虚之证。若食积较重者,可酌加枳壳、槟榔以增强消食导滞之功;食积化热较甚者,苔黄、脉数者,可酌加黄芩以清热;大便秘结者,可加大黄以泻下通便;见脾虚者,酌加白术健脾。

临床常以本方加减治疗小儿外感后痰食互滞之咳嗽。临床表现为咳嗽以白天及前半夜为甚,痰多稠,睡眠不宁,喜踢被褥或伴低热,手足心热喜露棉被之外,兼见胃纳欠振或喜食肥甘,大便干燥或臭秽,舌质偏红,苔白腻或黄腻,脉弦滑。此外,亦可用于饮食失节,素体食滞胃脘又兼外感之患儿,可去陈皮、茯苓,酌加桂枝等解肌发汗,柴胡、黄芩和解枢机,共奏解表通里之功。

医案 患儿,谭某,女,6岁。2012年2月12日初诊。患儿近2天呕吐时作,食入即吐,呕恶清稀痰水,纳呆腹胀,口气臭秽,大便干结,舌淡红,苔白厚腻,脉弦滑。中医辨证属痰食中阻,胃气上逆之呕吐。治拟消食化痰,降逆止呕。处方:炒山楂10g,神曲10g,半夏9g,白茯苓10g,陈皮6g,连翘10g,炒莱菔子10g,姜竹茹10g,广藿香10g。2剂而吐止。

按语： 胃主受纳，其气以降为顺，小儿饮食不知自节，《素问·痹论》云"饮食自倍，肠胃乃伤"。若饮食不节，则易损脾胃，胃气不降，气逆于上则发为呕吐。故本例选用保和丸治疗，既消食导滞，又降气化痰。另加入竹茹、藿香，加强其化痰止呕之功，病告痊愈。

（傅大治）

保 和 丸

保和神曲与山楂，苓夏陈翘菔子加，

炊饼为丸白汤下，消食和胃效堪夸。

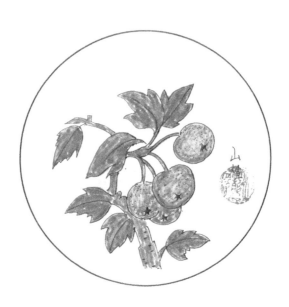

枳术汤(枳术丸)

【出　　典】

汉张仲景《金匮要略》。

《金匮要略·水气病脉证并治第十四》:"心下坚,大如盘,边如旋盘,水饮所作,枳术汤主之。"

【经典组成】

枳实(麸炒,黄色,去瓤)七枚　白术二两

【经典用法】

上二味,以水五升,煮取三升,分温三服。(李东垣《内外伤辨惑论》枳术丸用法:上药,同为极细末,荷叶裹,烧饭为丸,如梧桐子大,每服五十丸,多用白汤下,无时。)

【功　　用】

健脾祛湿,行气消痞。

【主　　治】

脾虚气滞,水饮痞结胃脘之证。胃脘不适或疼痛,体倦乏力,精神不振,舌淡红,苔薄腻或薄白,脉细。

【解　　读】

枳术汤由枳实、白术组成。方中枳实行气消痞,白术健脾益气,二药配合,行气健脾,消痰逐水。仲景之枳术汤中枳实、白术用量比接近 2∶1,后世医家对其多有发挥。

最著名的要数金元四大家之李东垣,正如《脾胃论》云:"治痞,消食强胃。"

李东垣变汤为丸，认为"汤者荡也，去大病用之；散者散也，去急病用之；丸者缓也，舒缓而治之也"。他指出"白术者，本意不取其食速化，但令人胃气强实，不复伤也""以白术苦甘温，其甘温补脾胃之元气，其苦味除胃中之湿热，利腰膝间血，故先补脾胃之弱，过于枳实克化之药一倍。枳实味苦寒，泻心下痞闷，消化胃中所伤。此一药下胃，其所伤不能即去，须待一两时辰许，食则消化，是先补其虚，而后化其所伤，则不峻利矣。"这说明本方配伍之旨及起效过程，心下痞若全用气药导之，则其痞益甚，因此将补脾之白术用至行气之枳实量的 2 倍，既可健脾行气除痞，又无伤中之弊。

东垣枳术丸源于仲景枳术汤，但两方的主治已全然不同。仲景枳术汤重在治饮、治气、治积，而易老的枳术丸重在治虚、治食、治痞。朱震亨《丹溪心法》"内伤五十三"篇言"东垣内外伤辨甚详，世之病此者为多"。而附方中仅附两方：补中益气汤和枳术丸。补中益气汤侧重于治疗劳倦内伤，而枳术丸侧重于治疗饮食内伤也。可谓枳术丸与补中益气汤两者共同构建起东垣内伤脾胃学说的方药体系。

此外，李东垣还在枳术丸的基础上创立了一系列的变化方，如橘皮枳术丸、曲蘖枳术丸、木香枳术丸、木香干姜枳术丸、半夏枳术丸、三黄枳术丸、人参生姜枳术丸等方，用治脾胃虚弱、饮食停滞、脘腹胀满、不思饮食之证，并可随证灵活选用枳术丸的变方。

【方论精选】

元王好古《阴证略例》："枳术丸：本仲景汤也，易老改丸。治老幼虚弱，食不消，脏腑软。"

清周扬俊《金匮玉函经二注》："心下，胃土脘也，胃气弱，则所饮之水，入而不消，痞结而坚，必强其胃，乃可消痞。白术健脾强胃，枳实善消心下痞，逐停水，散滞血。"

清吴谦《医宗金鉴》："上脘结硬如盘，边旋如杯，谓时大时小，水气所作，非有形食滞也。用枳实以破结气，白术以除水湿，温服三服，则腹软结开而硬消矣。此方君枳实，是以泻为主也。然一缓一急，一补一泻，其用不同，只此多寡转换之间耳。"

清汪昂《医方集解》："此足太阴阳明药也，李东垣曰：白术甘温，补脾胃之气，其苦味除胃中湿热，利腰脐间血，过于枳实克化之药一倍。枳实苦寒，泄胃中痞闷，化胃中所伤，是先补其虚，而后化其伤，则不峻矣。荷叶中空色青，形仰象震，在人为少阳胆，生化之根蒂也。饮食入胃，营气上行，即少阳甲胆之气也。胃气元气谷气，甲胆上升之气也，食药感此气化，胃气何由不上升乎？烧饭与白术协力滋养谷气,补令胃厚,不至再伤,其利广矣。"

清张璐《张氏医通》:"东垣枳术丸,本仲景枳术汤,至晚年道讲,用荷叶烧饭为丸,取留滓于胃也。太无曰:金匮治水肿心下如盘,故用汤以荡涤之;东垣治脾不健运,故用丸以缓消之。二方各有深意,不可移易。"

【儿科应用】

枳术汤儿科常用剂量:炒枳壳 3~6g,炒白术 6~12g。现代多配伍应用,常将枳实易枳壳。用法:水煎,温服,每日 2 次。

盛老师临床常以枳术汤为基本方加味,用于治疗小儿厌食、便秘、腹泻、咳嗽等,辨证属脾虚气滞、饮食停聚者。以不思饮食、脘腹痞满为辨证要点。

盛老师治疗儿童消化系统疾病之经验方疏肝理脾汤,内含枳术汤、四逆散、二陈汤,具有疏肝理气、健脾化痰之功。小儿脾常不足,脾气运化功能极易受到影响,且以脾胃失和之证最多。临证枳壳、白术的用量可视病情按标本轻重别之,如正虚明显,则白术量大;如气滞为主,则枳实量大;若正虚邪实不明显,则二药用量可相当。

医案一　患儿,程某,男,10 岁。2017 年 11 月 8 日初诊。胃脘不适 1 周。1 周前参加聚会,饮食较多,腹胀,大便干结,食欲下降,恶心欲吐,舌淡红,苔黄腻,脉滑数。患儿偏胖,平素爱食冷食。治拟行气健脾,消食导滞。予保和丸合枳术汤加味。处方:炒枳壳 6g,炒白术 10g,桔梗 9g,建神曲 9g,连翘 9g,陈皮 6g,炒莱菔子 9g,焦山楂 9g,姜半夏 9g,山药 12g,炒谷芽 9g,炒麦芽 9g。5剂。嘱饮食清淡。

二诊:患儿腹胀好转,胃纳欠佳,舌苔白腻,上方继服 3 剂巩固疗效。嘱平素注意饮食,少食寒凉,适度运动。

按语:患儿平素饮食不节,贪凉喜冷,寒凉伤及中焦,本有脾胃虚弱。此次聚会饮食过多,积滞胃脘,阻碍脾胃运化而见腹胀,大便干结,食欲下降,恶心欲吐。方以枳术丸合保和丸行气健脾,消食导滞。后腹胀好转,胃纳欠佳,舌苔白腻,以枳术丸合四君子、焦三仙巩固疗效。嘱平素注意饮食,少食寒凉,适度运动。

医案二　患儿,李某,男,6 岁。2014 年 8 月 15 日初诊。患儿进食易吐,胃纳欠振,大便偏干,舌淡,苔白腻,脉细弦。治法:健脾助运。拟方:炒白术 10g,炒枳壳 6g,姜半夏 9g,茯苓 10g,陈皮 6g,炙甘草 6g,焦山楂 10g,炒麦芽 10g,鸡内金 10g,阳春砂(后下)3g。7 剂。

二诊:患儿胃纳渐增,上方继进 7 剂,诸症悉愈。

按语:患儿饮食失节,食积不化,中焦湿热,胃失和降而吐。治法以消导为主,但消导中不宜伤及脾胃,白术配合枳壳的枳术丸正含此意。

(连俊兰　傅大治)

枳 术 汤

心下如盘大又坚,邪之结聚验其边,
术宜二两枳枚七,苦泄专疗水饮愆。

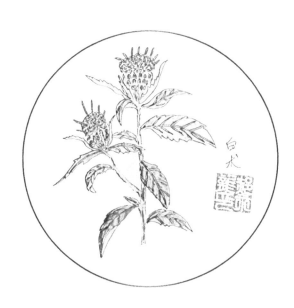

开胃进食汤

【出　　典】

清吴谦《医宗金鉴·杂病心法要诀》。

【经典组成】

人参　白术　茯苓　炙甘草　半夏　陈皮　藿香　木香　丁香　厚朴
砂仁　生麦芽　生谷芽　神曲（原书未著用量）

【经典用法】

水煎,温服（原书未著用法）。

【功　　用】

健脾益气,开胃进食。

【主　　治】

不思饮食,少食不能消化,脾胃两虚之证。

【解　　读】

方中人参、白术、茯苓、炙甘草即《和剂局方》之四君子汤,益气健脾,培土固本,以资气血生化之源;配合陈皮、厚朴行气除满,寓《小儿药证直诀》异功散之义;藿香、砂仁、丁香、半夏芳香化湿,醒脾开胃,合《小儿药证直诀》七味白术散之义,健脾益气,悦脾开胃;配合莲子温肾健脾;麦芽、神曲消食和胃以除食积。全方以消补兼施、升降相宜、动静结合立法,具有益气健脾、开胃醒脾、消食和中之功,正合食积伤脾、脾胃不和、脾虚不运之厌食症。同时,方中药味甘淡平和,无苦味、异味,小儿易于接受。

【方论精选】

清吴谦《医宗金鉴》："开胃进食治不食,少食难化胃脾虚,丁木藿香莲子朴,六君砂麦与神曲。"(原书注:此方治不思饮食,少食不能消化,脾胃两虚之证。方即六君子汤,加丁香、木香、藿香、莲子、厚朴、缩砂仁、麦芽、神曲也。)

【儿科应用】

开胃进食汤儿科常用剂量:太子参 6~10g,炒白术 6~10g,茯苓 6~10g,炙甘草 3~6g,制半夏 6~9g,陈皮 3~6g,藿香 3~6g,煨木香 3~6g,丁香 1~2g,厚朴 6~9g,砂仁 3~6g,生麦芽 6~10g,生谷芽 6~10g,神曲 6~10g。现代用法:水煎,温服,每日 2 次。

盛老师临床常以开胃进食汤加减,用于治疗小儿厌食症,辨证属脾胃两虚证者。

开胃进食汤可视为四君子汤系列方,因脾胃虚弱而湿困、食积故不食。方中除四君补脾外,着重加入芳香温燥的醒脾药如藿香、丁香、木香、陈皮、厚朴、砂仁共达六味之多,说明脾与湿之关系。临床可视舌苔腻之厚薄润燥,酌情加减这类香燥药。

小儿厌食症临床表现以厌恶进食为主要症状,多伴消化功能紊乱,如嗳气、恶心、少食、食后腹胀甚至呕吐、大便不调、面色欠华、形体消瘦等。临床证候往往虚实夹杂,虚中有实,实中有虚,两者互为因果。临床治疗根据其虚实夹杂的证候特点,当采用补脾、运脾、启脾、醒脾之治法,以和为贵,以运为健,偏补则阻碍气机,峻消则损脾伤正。

医案 患儿,郑某,男,3 岁 4 个月。2014 年 11 月 16 日初诊。胃纳欠振日久。患儿长期胃纳不振,无腹痛,无呕吐,大便每日 1 次。经查血常规、肝功能正常,血清幽门螺杆菌(+)。患儿出生体重 3.4 kg,足月剖宫产。母乳喂养,体重 15kg。咽(-),双扁桃体Ⅱ度肿大,舌淡红,苔白腻,脉细弦。治拟健脾助运。处方:太子参 9g,炒白术 9g,白茯苓 9g,炙甘草 3g,姜半夏 6g,陈皮 6g,缩砂仁(后下)6g,木香 6g,广藿香 6g,炒谷芽 10g,炒山楂 9g,炒麦芽 10g。7 剂。

二诊:患儿胃纳渐增,大便调,舌淡红,苔薄,脉细弦。拟健脾升清。上方去炒山楂、砂仁,加山药 10g,炒薏苡仁 10g。再服 7 剂,病情得稳,纳可便调。

按语:患儿胃纳欠振日久,舌质淡红,苔白腻,脉细弦。辨证属脾胃虚弱,食滞胃脘。证属虚实夹杂,故以开胃进食汤加减。方中六君子汤健脾益气,培土固本;藿香、砂仁芳香化湿,醒脾开胃;木香行气,谷芽、麦芽、山楂消食和胃以除食积。全方消补兼施、升降相宜,具有健脾开胃、消食和中之功。二诊食积已除,治拟健脾升清以调其本。

（王海云）

开胃进食汤

四君二陈加藿香,砂仁厚朴木丁香,
麦芽稻芽加神曲,小儿厌食就选它。

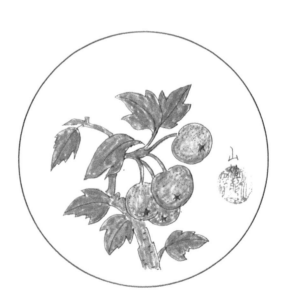

消食化痰汤

【出　　典】

盛丽先教授经验方。

【组　　成】

姜半夏 6～9g　陈皮 3～6g　茯苓 6～9g　甘草 3～6g　神曲 6～10g　山楂 6～10g　杏仁 6～9g　浙贝母 6～9g

【用　　法】

每日一剂,水煎 100～200ml,分 2～3 次服。

【功　　用】

消食化痰,健脾和中。

【主　　治】

小儿食积、消化不良、咳嗽。症见咳嗽,痰多,夜寐不宁,手足心热,大便偏干,口臭,苔白腻,脉弦滑。

【解　　读】

本方由朱丹溪《丹溪心法》之保和丸(莱菔子、神曲、山楂、姜半夏、陈皮、茯苓、连翘)加减组成。方中用莱菔子、神曲、山楂消积导滞,二陈汤健脾化痰,合杏仁、浙贝母清降化痰散结。

【儿科应用】

盛老师临床常以本方治疗呼吸道感染后咳嗽,病机属外感后痰食互滞,肺胃失和之患儿。临床表现为咳嗽以白天及前半夜为甚,痰多黏稠,睡眠不宁,喜踢被褥或伴低热,手足心热,喜露棉被之外,兼见胃纳欠振或喜食肥甘,大便干燥或臭秽,舌质偏红,苔白腻或黄腻,脉弦滑。

此外,本方还可用于饮食失节,素体食滞胃脘,又加外感之患儿。可去陈皮、茯苓,酌加桂枝、白芍解肌发汗,柴胡、黄芩和解枢机,共奏解表通里之功。大便干结者,可酌加莱菔子以助通里。

医案 患儿,李某,男,5岁。咳嗽5天。5天前在无明显诱因下出现咳嗽,白天咳甚,痰多黏稠,夜间不咳,无鼻塞流涕,无发热,手足心热,胃纳欠振,夜寐不宁,多汗,大便偏干,气秽。咽红,心肺(一),舌淡红,苔白腻,脉弦滑。中医辨证:痰食互滞。治宜消食化痰,理气和中。处方:姜半夏6g,茯苓9g,陈皮6g,甘草6g,黄芩6g,焦神曲10g,炒山楂6g,炒莱菔子6g,杏仁6g,浙贝母9g,炒枳壳6g。7剂而愈。

按语:患儿素有食积内蕴,近又外感,痰食互滞,予消食化痰汤消食化痰,理气和中,痰食得消,咳嗽自止。

(连俊兰)

消食化痰汤

消食化痰经验方,夏陈苓草神曲汤,
山楂杏仁兼贝母,健脾化痰消滞良。

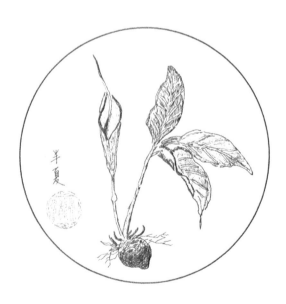

冬令扶正膏

【出　　典】

盛丽先教授经验方。

【组　　成】

太子参 100g　云茯苓 100g　炒白术 150g　炙甘草 60g　姜半夏 60g　广陈皮 30g　生黄芪 150g　青防风 60g　全当归 60g　山药 150g　石菖蒲 60g　大枣 150g　阳春砂 60g　陈阿胶 250g　陈黄酒 250g　晶冰糖 250g

【用　　法】

浓煎取汁成膏,每次一匙,每日 2 次,温开水冲服,宜空腹服。

【功　　用】

健脾补肺,益气养血。

【主　　治】

体质虚弱或生长发育迟缓而无器质性疾病者。

【解　　读】

本方以六君子汤加黄芪、防风、山药、当归、石菖蒲、阿胶、冰糖、黄酒而成,是盛丽先教授儿科临证多年之经验膏方。立方之旨重在治脾,执中央脾以运四旁,以后天补先天,中焦之治可达事半功倍之效。本膏方以六君子汤健脾燥湿为主,加黄芪、防风,合玉屏风散意,重在补益脾肺之气,尤以补脾为主,培土以生金;加当归养血活血、调和气血;加石菖蒲之辛温芳香醒脾,更能佐六君促中州运化,使上下气血津液贯通,扶正以达邪。

【儿科应用】

盛老师临床常以本方用于哮喘缓解期患儿,能明显改善患儿自汗、盗汗、倦怠、乏力、纳差、便溏等症状,增加脾胃运化功能,从根本上改善患儿体质,减少感冒,预防哮喘发作。

冬令膏方一般适合于5周岁以上患儿。若5周岁以下及平素脾阳不足、胃纳欠振者,不用阿胶,改用饴糖。一般阿胶用量不超过250g,饴糖可用200~400g,去冰糖。

本方通过加减可用于易感儿及慢性咳嗽、遗尿、生长发育迟缓等患儿冬令调补(详见《盛丽先儿科临证经验》"临证心悟"一章中《冬令膏方的运用》一文)。

医案 患儿,何某,男,6岁。反复咳喘3年,缓解1个月。剧烈活动后喘,不咳,时鼻塞,清涕,喷嚏,咽无充血,心肺听诊无殊,胃纳正常,大便调,多汗,舌淡红,苔薄,脉细弦。反复呼吸道感染,过敏性鼻炎。已用沙美特罗替卡松气雾剂吸入2个月,孟鲁司特钠片口服3个月,已停用。查肺功能示轻度通气功能障碍,支气管扩张试验阳性。治拟益肺健脾。处方:太子参100g,云茯苓100g,炒白术150g,炙甘草60g,姜半夏60g,广陈皮30g,生黄芪150g,青防风60g,全当归60g,山药150g,石菖蒲60g,大枣150g,阳春砂60g,陈阿胶250g,陈黄酒250g,晶冰糖250g。浓煎取汁成膏,服月余。随访半年,患儿外感次数减少,哮喘近半年未发,沙美特罗替卡松气雾剂减量。

按语:患儿肺脾两虚,反复易感,痰饮留伏,每遇外邪引动即咳喘发作。予冬令扶正膏益肺健脾,增强体质,减少外感,从而控制哮喘发作。

(王海云)

冬令扶正膏

冬令扶正是验膏,六君芪防胶冰糖,
山药当归石菖蒲,益肺健脾强身方。

参考文献

[1]陈修园.金匮要略浅注.上海:上海科学技术出版社,1958.

[2]张仲景.金匮要略.北京:中医古籍出版社,1997.

[3]吴鞠通.温病条辨.北京:中国医药科技出版社,1998.

[4]李杲.内外伤辨惑论.天津:天津科学技术出版社,2003.

[5]汪受传.中医儿科学.北京:中国中医药出版社,2004.

[6]连建伟.方剂学.杭州:浙江科学技术出版社,2005.

[7]王绵之.方剂学讲稿.北京:人民卫生出版社,2005.

[8]胡希恕.胡希恕伤寒论讲座.北京:学苑出版社,2008.

[9]盛丽先.盛丽先儿科临证经验.杭州:浙江科学技术出版社,2017.

[10]王晓鸣,罗荣泉.儿科心悟.杭州:浙江科学技术出版社,2012.

[11]黄煌.黄煌经方使用手册.北京:中国中医药出版社,2018.

[12]冯世纶,张长恩.经方传真——胡希恕经方理论与实践.北京:中国中医药出版社,2016.

[13]许济群.方剂学.北京:人民卫生出版社,2014.

[14]许济群.方剂学.上海:上海科学技术出版社,2005.

[15]刘渡舟.刘渡舟伤寒论讲稿.北京:人民卫生出版社,2008.

[16]潘华信,朱伟常.叶天士医案大全.上海:上海中医药大学出版社,1994.

[17]范永升.金匮要略.北京:中国中医药出版社,2003.

[18]吴谦.医宗金鉴(上).北京:人民卫生出版社,2017.

[19]吴谦.医宗金鉴(下).北京:人民卫生出版社,2017.

[20]张介宾.景岳全书(上).北京:人民卫生出版社,2007.

[21]张介宾.景岳全书(下).北京:人民卫生出版社,2007.

[22]陈复正.幼幼集成.北京:人民卫生出版社,2015.

[23]钱乙.小儿药证直诀.北京:人民卫生出版社,2016.

[24]段富津.方剂学.上海:上海科学技术出版社,1995.

[25]张仲景.伤寒论.北京:中医古籍出版社,1997.

附录 1

儿童中药的煎服法

1.煎药容器以砂锅、瓦罐、陶瓷、不锈钢器皿为宜,严禁用铁器、铝器。

2.中药入煎前用冷水浸泡 30 分钟左右,煎药用水量一般以浸过药面 2～3cm 为宜。松泡、大剂量易吸水的药物,可适当增加用水量。

3.煎药时间应根据药性而定,一般药在煮沸后小火再煮 20～30 分钟,煎药时要搅拌药料 2～3 次。每剂中药一般煎煮 2 次,头煎结束后,将药汁滤出,重新加水至高出药平面 0.5～1.0cm,继续大火煎煮至沸腾后改为小火煎煮 15～20 分钟即可,将两次煎液去渣混合后分 2 次服用。

4.特殊药物的煎煮方法如下。

先煎药:将该药物煮沸 10～15 分钟后,再加入其他药物同煎。

后下药:一般在中药汤剂煎好前 5 分钟加入该药即可。

烊冲药:用煎好的药汁将烊或冲的药物加入,不断搅拌溶解即可。

另吞药物:用药汁或温开水吞服。

包煎药:布袋包好的药物加入其他药物中同煎,不用打开布包。

5.煎药剂量:儿童每帖中药煎 100～300ml;婴儿每帖中药煎 50ml 左右,可只煎一次。每帖中药分 2～3 次服用。

6.服药时间:建议最佳服药时间为上午 9:00—10:00,下午 3:00—4:00。婴幼儿可少量多次服用。中药不宜空腹和饭后即服。

附录 2

儿童颗粒剂(免煎剂)服用方法

1.颗粒剂的概念

颗粒剂是中药浓缩制剂,无须煎煮,用开水冲服即可。颗粒剂有两种规格,即散装颗粒剂和小包装颗粒剂。

2.服用方法

散装颗粒剂:一般每天 2 次,每次 1 盒(袋)。每次服用时将盒内颗粒剂全部倒入药碗,加滚开水(80℃左右)20～100ml,视药物量和个人喜好情况而定。若为婴幼儿,如有沉淀,则需要不断搅拌,或适当加热,直到药粉全部溶解后方可服用。

小包装颗粒剂:剂量按年龄或体重不同遵医嘱服用,服用方法同上。

3.服药时间

建议最佳服药时间:上午 9:00—10:00,下午 3:00—4:00。婴幼儿可少量多次服用。

附录 3

饮食注意事项

1.忌生冷。生冷食物多指瓜果、冷饮、饮料及冰箱冷冻过的食物,性多寒凉,中医有"形寒饮冷则伤肺"之说。生冷食物,尤其是冷饮,不仅能刺激气管引起咳嗽,而且易损伤脾胃功能,降低人体抵抗力而导致感冒。

2.忌滋腻厚味。滋腻主要指高脂肪、高糖、高蛋白质食物,如肥肉、鸡汤、甲鱼、鳗、巧克力等;厚味指五味过偏,如过甜、过咸、过辣、过酸之食物。这些食物儿童喜欢食用并易摄入过量,太过均会碍胃助湿,化热生痰。

3.如中药中配有人参,忌食萝卜。一般中药可食熟萝卜。

4.感冒发热:宜多饮温开水,饮食清淡,忌食生冷、油腻、海鲜类食物。

5.咳嗽:忌食甜食、炒货及过咸食物,忌食海鲜鱼虾。

6.哮喘:忌食生冷、油腻、海鲜鱼虾、菇类及致敏食物。

7.腹泻:饮食宜清淡易消化,忌食生冷、油腻,婴幼儿宜暂停辅食,待腹泻痊愈后重新添加。

8.过敏性紫癜:饮食宜易消化,呕血便血者应予半流质饮食,忌食硬食及粗纤维食物。忌食辛辣刺激食物。忌食海鲜、鱼虾、牛奶、鸡蛋,暂停 3～6 个月。

9.肾病综合征:患儿总体饮食宜清淡,限制蛋白质摄入,水肿期蛋白质摄入量控制在 0.6～0.8g/(kg·d),激素减量阶段蛋白质摄入量为 0.8～1.0g/(kg·d);激素停用以后,蛋白质摄入量为 1.0～1.5g/(kg·d)。可以摄入豆类食物,作为总蛋白量的一部分。肾病水肿期需限制钠盐摄入,水肿消退后可恢复正常钠盐摄入。

索 引